WALD
ABENTEUER
für die ganze Familie

Impressum

Jegliche Verwertung der Texte und Bilder, auch auszugsweise, ist ohne die Zustimmung des Verlags urheberrechtswidrig und strafbar.
Der Verlag behält sich die Verwertung der urheberrechtlich geschützten Inhalte dieses Werkes für Zwecke des Text- und Data-Minings nach § 44b UrhG ausdrücklich vor. Jegliche unbefugte Nutzung ist hiermit ausgeschlossen.

Hinweis
Bei Wildpflanzen und Pilzen besteht Verwechslungsgefahr mit giftigen Doppelgängern. Sammeln und verzehren Sie nur, was Sie eindeutig bestimmen können.
Die Ratschläge/Informationen in diesem Buch sind von Autoren und Verlag sorgfältig erwogen und geprüft, dennoch kann eine Garantie nicht übernommen werden. Eine Haftung der Autoren bzw. des Verlags und seiner Beauftragten für Personen-, Sach- und Vermögensschäden ist ausgeschlossen.

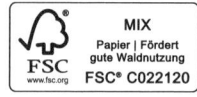

Penguin Random House Verlagsgruppe FSC® N001967

1. Auflage 2024
© 2024 by Bassermann Verlag, einem Unternehmen
in der Penguin Random House Verlagsgruppe GmbH,
Neumarkter Straße 28, 81673 München

Idee: Landesforstanstalt Mecklenburg-Vorpommern
Konzeption: Martino Abis, Maurice Ressel
Projektleitung: Babett Fugmann
Fachredaktion: Peter Rabe, Steffi Wassermann, Anne Zimdars
Umschlaggestaltung: Atelier Versen, Bad Aibling
Satz: Nadine Thiel, kreativsatz, Baldham
Druck und Bindung: TBB, a.s., Banská Bystrica

Printed in Slovakia

ISBN 978-3-8094-4938-6

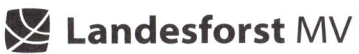

Martino Abis | Maurice Ressel

WALD
ABENTEUER
für die ganze Familie

Bassermann

Inhalt

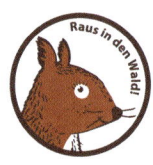

Vorwort	7
Einleitung	8
Die Basics: Wie verhaltet ihr euch im Wald?	11

FRÜHLING

Verhalten im Wald: Rücksicht auf Tiere	17
Übung: Baumlauschen	18
Übung: 2 x 2-Meter-Beobachtung	20
Die richtigen Fragen stellen	22
Unterstand bauen	23
Aktivtipp: Holz schnitzen	24
Vogelbeobachtung	26
Der Habicht – Superkraft Sehen	28
Übung: Schnelles Fangen-Spiel	30
Superkraft-Übung: Trainieren des peripheren Sehens	32

SOMMER

Verhalten im Wald: Abstand von Jungtieren	38
Waldbrandgefahr	39
Waldarten	40
Essbare Beeren und Pflanzen	42
Aktivtipp: Schnüre aus Brennnesseln	44
Übung: Temperatur fühlen	46
Übung: Maus spielen	47
Seenlandschaften	48
Der Fischotter – Superkraft Tastsinn	50
Übung: Gegenstand ertasten	52
Superkraft-Übung: Weg ertasten	54

HERBST

Verhalten im Wald: Sicherheit nach Stürmen	59
Sammeln und Basteln	60
Aktivtipp: Waldmandalas	61

Moorlandschaften	62
Kranichwanderung	64
Der Rothirsch – Superkraft Hören	66
Übung: Dosenhören	68
Superkraft-Übung: Richtungshören	70

WINTER

Verhalten im Wald: Behutsames Beobachten	75
Übung: Baumfinden	76
Spurenlesen	78
Aktivtipp: Spuren-Tagebuch	80
Übung: Stöckchensetzen	84
Der Eichelhäher – Superkraft Gedächtnis	86
Übung: Findet den Unterschied!	88
Superkraft-Übung: Der Lauf der Geschichte(n)	90

NACHT

Besonderheiten einer Nachtwanderung	94
Der Fuchs – Superkraft Heimlichkeit	96
Übung: Anschleichen	98
Superkraft-Übung: Foxwalk	100

DIE VERBINDUNG ALLER SUPERKRÄFTE

Der Sitzplatz	104
Superkraft-Übung: Dein Sitzplatz	106
Erfahrungsbericht Sitzplatz	108

GUT ZU WISSEN!

Eure Packliste	112
Gefahren im Wald	114
Orientierung	118
Orientierung im Notfall: Der Sternengang	122
Spannende Ausflugsziele	124
Vorstellung Herausgeberin, Autoren	126
Bildnachweis	128

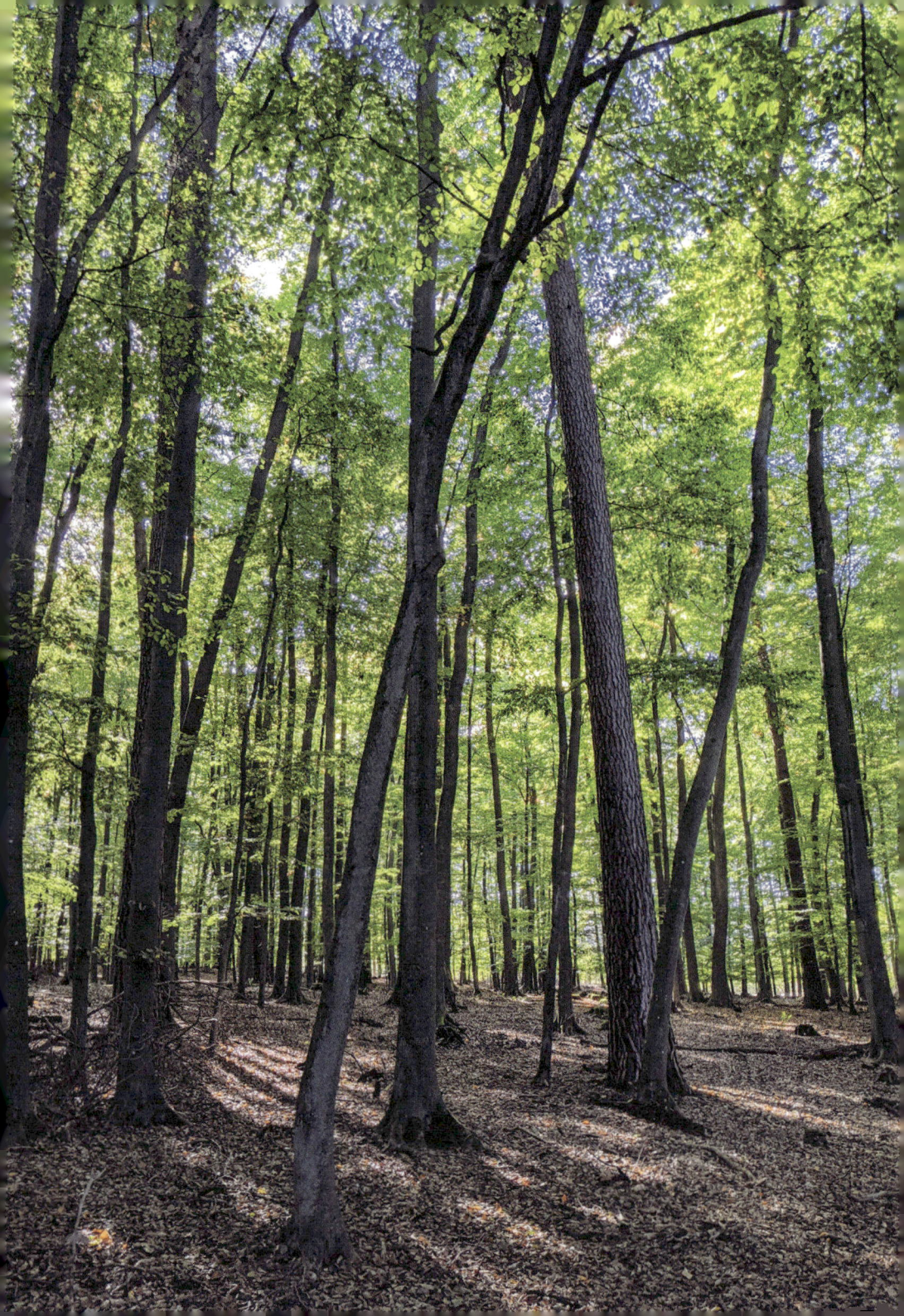

Vorwort
Landesforst MV

Liebe Abenteurerinnen und Abenteurer, liebe Eltern,

dieses Buch ist eine Einladung in unsere zauberhaften Wälder! Vieles, was wir euch in diesem Buch am Beispiel von Mecklenburg-Vorpommern zeigen, könnt ihr auch in anderen Bundesländern finden. Macht euch auf die Suche, entdeckt Neues und erlebt aufregende Abenteuer!

Wir möchten euch dazu anregen, gemeinsam die Vielfalt des Waldes in all seinen Facetten zu beobachten, zu erforschen und kennenzulernen. Wir freuen uns, wenn ihr eine tiefe Verbindung zur Natur aufbaut, mit einer großen Neugier und offenen Augen durch den Wald streift und hautnah erlebt, warum unsere Wälder so schützenswert sind.

Denn wir, die Landesforstanstalt Mecklenburg-Vorpommern, sind seit vielen Jahren mit großer Freude für die Wälder unseres Landes im Einsatz. Wir möchten sie erhalten, sie weiter gedeihen lassen und sie für euch und für kommende Generationen bewahren. Gemeinsam können wir den Wald schützen, zum Wachsen bringen und nachhaltig nutzen.

Macht euch also auf zu einer spannenden Reise durch den Wald und erkundet die Natur mit all euren Sinnen – es gibt viel zu entdecken!

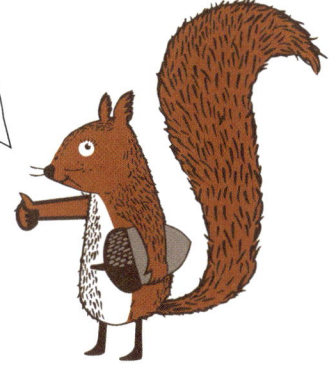

Viel Freude und Abenteuerlust wünscht euch die Landesforst MV!

Einleitung

In der Hektik des Alltags vergessen wir oft, dass auch wir Menschen ein Teil der Natur sind und dass wir aus der »Begegnung« und Verbindung mit ihr viel Kraft schöpfen können.

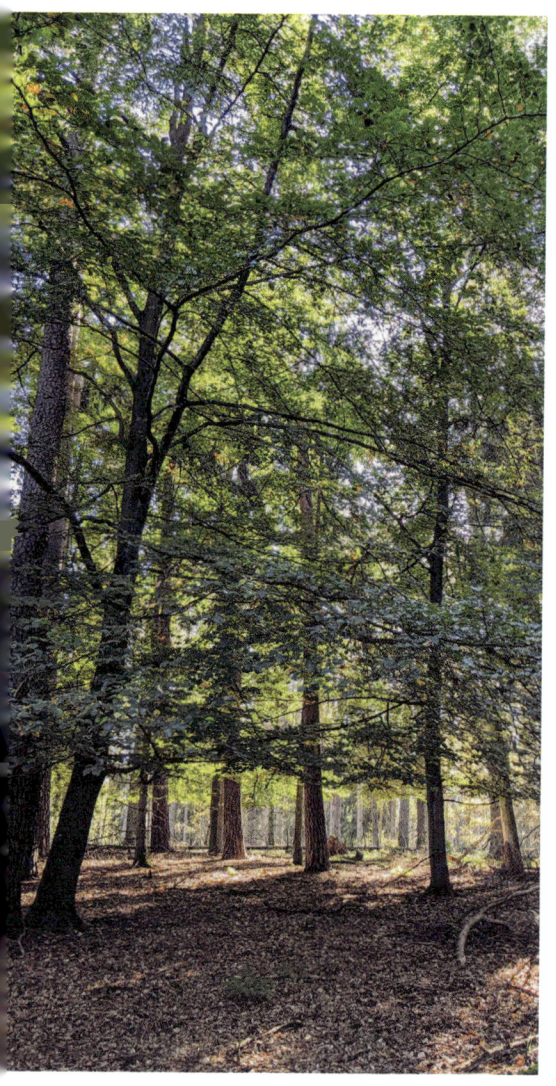

Freiheit spüren, durchatmen, sich erholen, dem Alltag für einen Moment den Rücken kehren, Abenteuer erleben und Neues erfahren: All das ist in unseren heimischen Wäldern möglich. Wenn ihr euch hin und wieder ein wenig Zeit nehmt, könnt ihr den Wald in all seiner Vielfalt und seiner sich stets verändernden Gestalt beobachten, gemeinsam erkunden und ihn als euer Zuhause erleben. Als Familie oder Schulklasse werdet ihr bei einem Ausflug in den Wald viele beeindruckende und unerwartete Erfahrungen machen, die noch lange nachwirken.

Durch die Aktivierung aller Sinne – Sehen, Hören, Riechen, Schmecken, Tasten – werden die natürlichen Zusammenhänge und Prozesse plötzlich ganzheitlich verständlich und für jeden »greifbar«. Auf diese Weise entsteht eine Naturbeziehung auf Gefühlsebene: ihr erlebt hautnah, warum unser Wald, unsere Welt so schützenswert ist. Dafür müsst ihr weder ein viel belesener Tierexperte noch eine versierte Pflanzenkennerin sein, denn gerade das Nicht-Wissen ist beim gemeinsamen Entdecken auch eine große Stärke: Indem ihr euch und anderen immer wieder Fragen stellt, kommt ihr dem Verstehen des Waldes stetig näher und erlebt euer eigenes Naturabenteuer.

Also raus mit euch, geht gemeinsam auf Entdeckertour!

Die Übungen

Wo und wie fangt ihr am besten an? Für einen gelungenen Start in euer Waldabenteuer haben wir für euch eine ganze Reihe an Tipps, Ideen und Übungen gesammelt. Wenn ihr euch darauf einlasst und euren Sinnen ausreichend Raum gebt, kann jede einzelne der in diesem Buch versammelten Ideen zu einem nachhaltigen Naturerlebnis führen. In diesem Sinne bieten die folgenden Kapitel nicht nur einen Einblick in die Vielfalt unserer Tier- und Pflanzenwelt, sondern sie sollen euch vor allem Techniken und Wege zeigen, wie ihr eine ganz persönliche Bindung zur Natur aufbauen, eure Aufmerksamkeit trainieren und gleichzeitig eure Gute-Laune-Batterien aufladen könnt.

Die vorgestellten Techniken, Übungen und Abenteuertipps beruhen auf Elementen der Wildnispädagogik, die sich auf Lehrformen der Ureinwohner Nordamerikas zurückführen lässt. Dabei geht es darum, zu allen Wesen in der Natur, sei es Pflanze oder Tier, ein empathisches Verhältnis aufzubauen, um mit und in der Natur (über-)leben zu können. Wahrnehmen, sich einfühlen, lernen, nachfragen und nachahmen sind wichtige und gleichwertige Schrittfolgen auf diesem Pfad.

Dieses Buch soll euch dazu ermutigen, in regelmäßigen Abständen gemeinsam auf Erkundungstour durch den Wald zu gehen und große und kleine, spannende und kurzweilige, überraschende und unerwartete Entdeckungen zu machen. Die hier versammelten Anregungen und Ideen eignen sich ideal für Ausflüge mit Kindern im Vor- und Grundschulalter. Aber auch älteren Kindern und Jugendlichen bieten die Übungen ausreichend Spielraum und neue Herausforderungen, da sie sich vom Schwierigkeitsgrad her an das jeweilige Alter, die jeweilige Entwicklung und die Motivation aller Beteiligten anpassen lassen. In der Regel könnt ihr als erwachsene Begleitperson die Fähigkeiten eurer Kinder sehr gut einschätzen. Alle Übungen lassen sich sowohl zu zweit als auch in kleinen und größeren Gruppen durchführen, beispielsweise als Schul- oder Kindergartenausflug oder beim nächsten Kindergeburtstag.

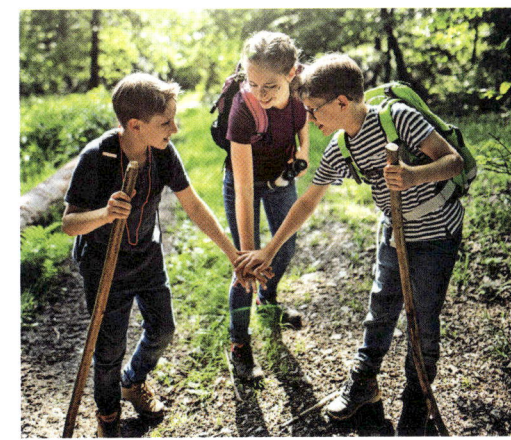

Die Superkräfte der Tiere

Um in der Natur zu überleben, haben viele Tiere erstaunliche Fähigkeiten entwickelt, die sich mithilfe unserer Übungen entdecken und begreifen lassen. Weil diese Fähigkeiten derart bemerkenswert sind und das, was wir Menschen können, so deutlich übertreffen, nennen wir sie in unserem Buch die »Superkräfte der Tiere«. In jedem Kapitel stellen wir euch ein heimisches Tier mit seiner beeindruckenden Superkraft vor.

Mithilfe unserer Superkraft-Übungen könnt ihr eure eigenen Fähigkeiten testen und erweitern. Ergänzend zu den Superkraft-Übungen finden sich – jeweils passend zur Jahreszeit – jede Menge kleinerer Impulse, Mitmach-Aufgaben, Aktivtipps und weitere hilfreiche Hinweise, die eure Erkundungstour durch den Wald spannender machen und eure Sinne schärfen.

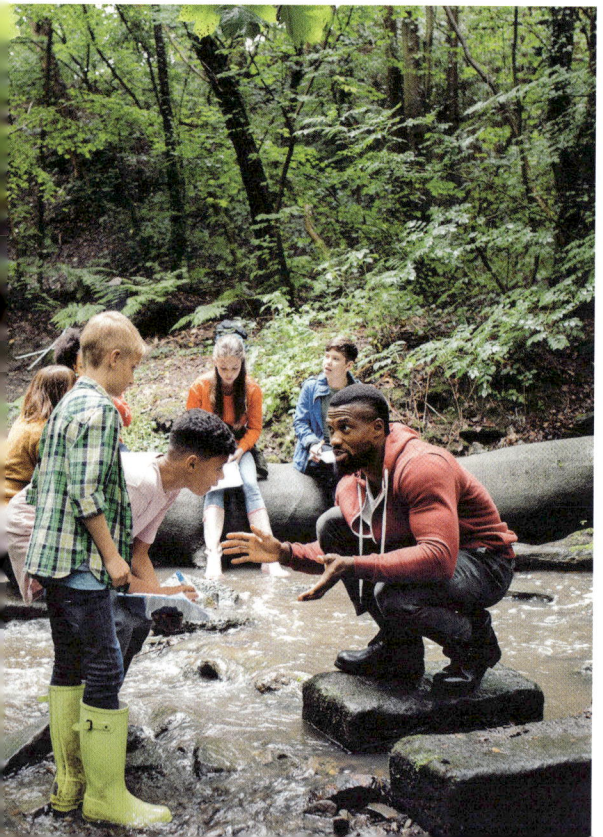

Vor allem möchten wir dazu anregen, dass ihr euch über das Erlebte austauscht, kreative Fragen stellt und Wege findet, diese Fragen zu beantworten. Auch ihr Erwachsenen werdet sehen, dass ihr das eine oder andere (noch) nicht könnt, wisst oder noch nie gemacht habt. Kinder können durch ihre Spontanität und Offenheit dazu beitragen, Türen für neue Blickwinkel zu öffnen und das Sichtfeld zu weiten. Sich gemeinsam neue Welten zu erschließen und zu erleben, wie sich eure Entdeckungstour über verschiedene Etappen hinweg entwickelt, knüpft ein starkes Band und schafft ein Gefühl der Zusammengehörigkeit. So könnt ihr als Familie oder Gruppe wertvolle Zeit miteinander verbringen, spielerisch neues Wissen sammeln und beobachten, was sich aus den Erlebnissen vielleicht noch alles ergibt.

Die Basics:

Wie verhaltet ihr euch im Wald?
Verhaltensregeln solltet ihr nicht als Einschränkung betrachten, sondern immer als Chance für ein respektvolles Miteinander. Dabei geht es vor allem um eure innere Haltung: Ihr seid ein selbstverständlicher Teil der Natur und versucht die Bewohner des Waldes möglichst nicht zu stören und alles unverändert zu hinterlassen, das heißt ganz konkret:

Verhaltensregeln im Wald

▶ **Auf dem Weg oder in der Nähe des Weges bleiben, dichtes Unterholz meiden**

Warum?: Dichtes Gebüsch bietet vielen Tieren Schutz und ist ihr Lebensraum. Läuft man durch dichtes Unterholz und eine Rehmutter ergreift deshalb die Flucht, kostet sie das viel Energie und ihr Junges bleibt alleine zurück.

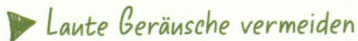

▶ **Laute Geräusche vermeiden**

Warum?: Dauerhafter Lärm und Unruhe verängstigen und verscheuchen die Waldbewohner. Wenn ihr leise seid, steigen eure Chancen für interessante Tierbegegnungen und Naturbeobachtungen.

▶ **Abstand zu Jungtieren halten**

Warum?: Jungtiere, die von euch angefasst werden, nehmen Menschengeruch an und könnten vom Muttertier deshalb gemieden werden. Zum anderen bedeutet Berührung durch Menschen Stress für die Tiere.

Auch Rehkitze, die im hohen Gras liegen, werden öfter mal »gerettet«, weil man sie alleingelassen glaubt. Das ist ein Irrtum:
Das Muttertier kommt täglich nur etwa eine halbe Stunde zum Säugen vorbei, um keine Fressfeinde mit ihrem Geruch anzulocken.

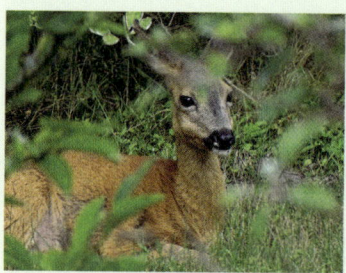 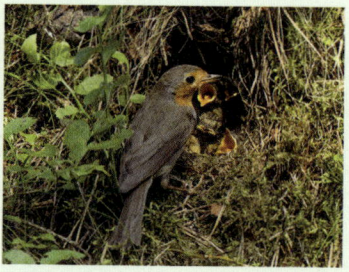

▶ Hunde immer anleinen!

Warum?: Der Hund ist ein Jagdtier, das seinen Instinkten folgt. Für Bodenbrüter oder Rehkitze, die auf dem Waldboden sitzen, sind freilaufende Hunde eine Gefahr. Aber auch euer Hund wird vor Verletzungen und Krankheiten geschützt, wenn er an der Leine bleibt.

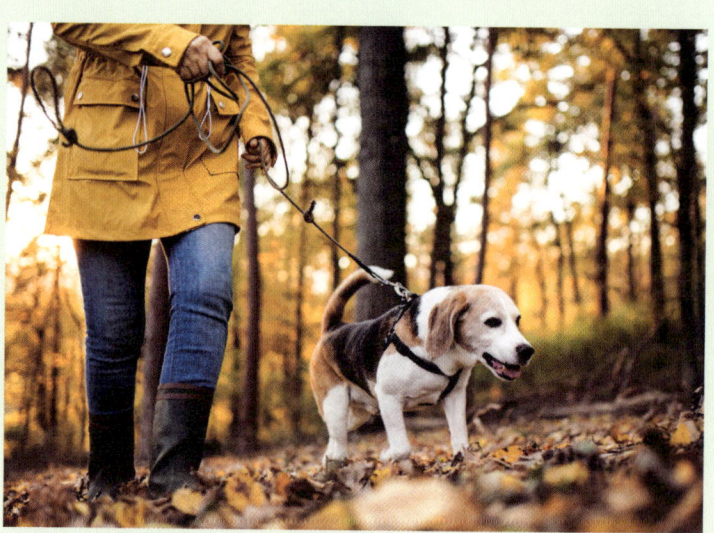

▶ Müll

Werft euren Müll nicht in den Wald, sondern sammelt ihn und nehmt ihn bis zum nächsten Mülleimer mit.

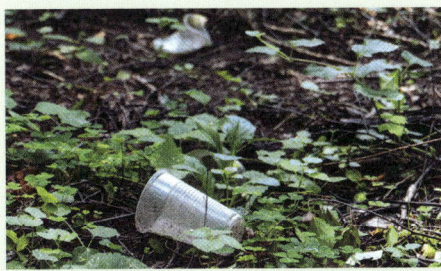
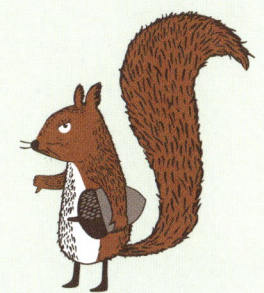

▶ Pflanzen

Reißt keine Blätter oder Äste ab, zertretet keine Pilze. Schaut euch gut um und ihr findet ausreichend Dinge auf dem Waldboden, die schon abgebrochen oder heruntergefallen sind.

Beeren, Pilze, Kräuter: die Früchte des Waldes sind wahre Leckereien! Aber bitte immer nur das pflücken und essen, was auch eindeutig erkannt wird. Und vorm Verzehr alles putzen oder waschen.

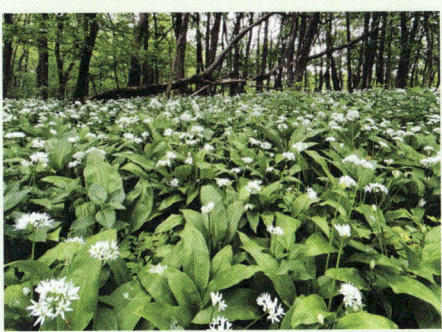
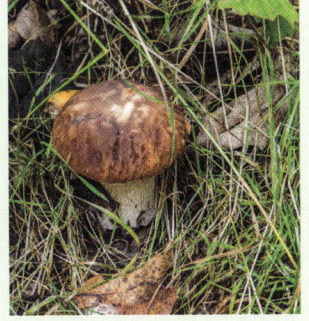

Bärlauch

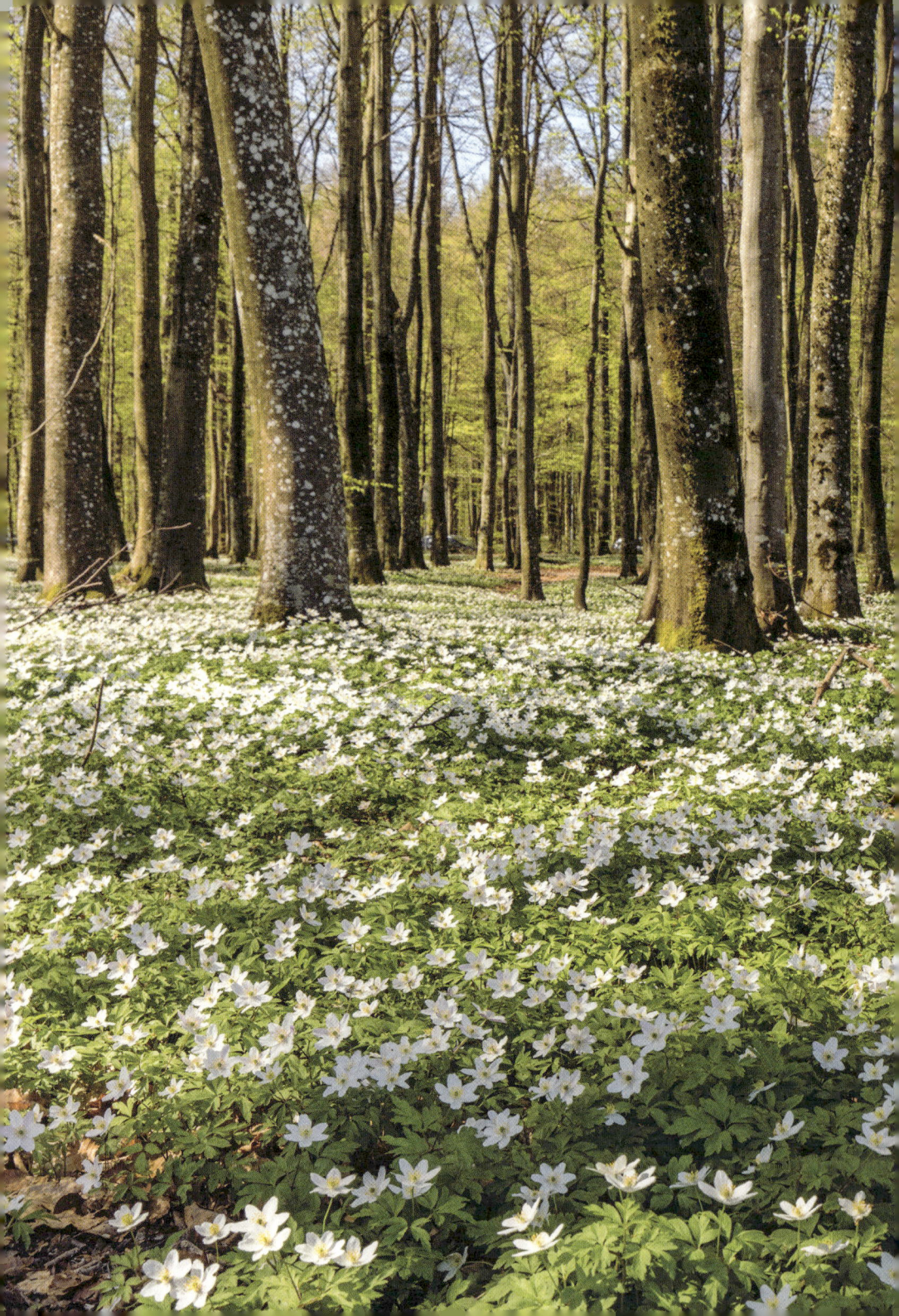

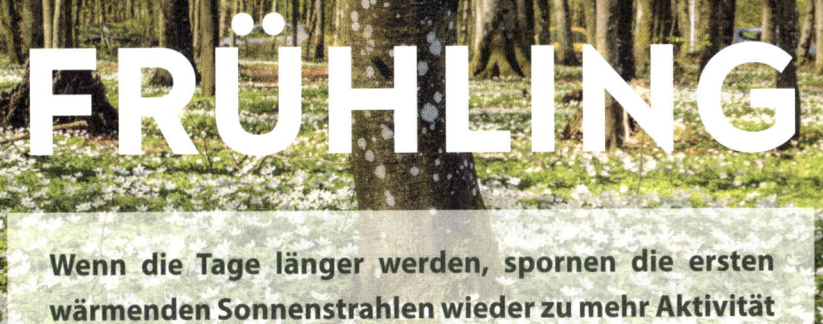

FRÜHLING

Wenn die Tage länger werden, spornen die ersten wärmenden Sonnenstrahlen wieder zu mehr Aktivität an. Wer in Deutschland wohnt, hat Glück, denn hier ist Wald von fast jedem Ort aus gut zu erreichen. Ob mit Bahn, Bus, dem Fahrrad, dem Auto oder zu Fuß – mehr als eine Stunde Wegzeit ist meist nicht nötig, um eine kleine Entdeckertour durch den Wald zu unternehmen. Ein flächendeckendes Netz an oft bewaldeten Naherholungsgebieten ist über alle Regionen Deutschlands gespannt. Ihr könnt also ohne komplizierte Planung spontan losstarten, wann immer euch der Sinn danach steht, einfach mal ins Grüne zu gehen.

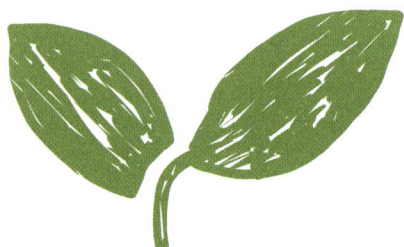

Das Wetter kann im Frühling sehr wechselhaft sein. Kein Grund, euren Ausflug durch den Wald zu verschieben: mit einer wetterfesten Jacke und den entsprechenden Schuhen ist man auch im Regen gut geschützt. Gerade in den Monaten von März bis Juni lässt sich in der Natur nämlich besonders viel entdecken: Man kann das Werden und Entstehen jetzt fast wie in Zeitlupe beobachten. In dieser Phase des Jahres lohnt es sich, so oft wie möglich in den Wald zu gehen und den Wandel zu bestaunen.

Überall sprießen Knospen und kleine Pflänzchen. Die ersten Blätter färben die Wälder in helle Grüntöne – so viele Farbschattierungen sind in keinem Malkasten zu finden. Außerdem bekommen die meisten Tiere jetzt Nachwuchs. Dieser Jahresabschnitt bietet uns den schönen Vorteil und die Möglichkeit, noch weit in den Wald hineinsehen und somit Tiere beobachten zu können, bevor die Vegetation im Sommer die Sicht versperrt. Es ist aber auch eine Zeit, in der die Tierwelt sehr beschäftigt ist und empfindlich auf Störungen reagiert. Nester werden gebaut, der Nachwuchs wird versorgt und hektisches Treiben erfüllt den Wald. Für uns Menschen bedeutet das, achtsam zu sein und Rücksicht zu nehmen.

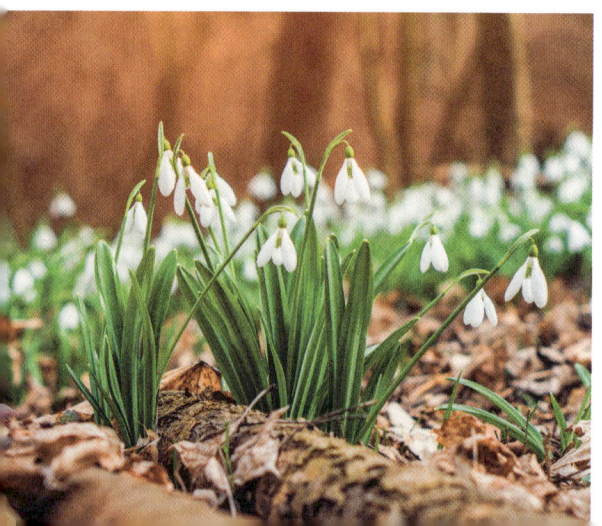

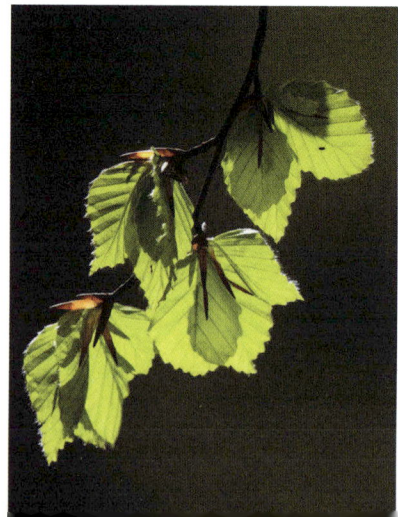

Verhalten im Wald:

Rücksicht auf Tiere
Der Wald stellt mit all seinen Lebewesen einen sensiblen Bereich dar, den es zu respektieren und zu schützen gilt. Es ist ein bisschen, wie in einem Mehrfamilienhaus zu wohnen: Man würde sich an die dort üblichen Regeln halten. Beispielsweise würdet ihr keinen Grill im Treppenhaus aufstellen und dort Würstchen braten oder nachts laut herumschreien. Das kann in ähnlicher Weise auf den Wald übertragen werden. Pendelt euch bei eurem Ausflug auf den Rhythmus und die Lautstärke des Waldes ein.

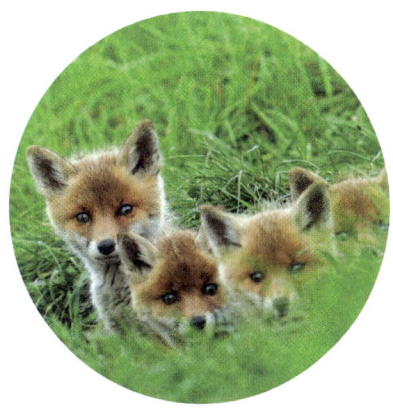

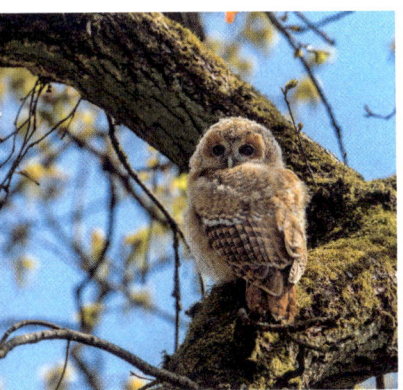

Ein guter Weg, Kenntnis von den Wechselbeziehungen in der Natur zu erlangen und diese Zusammenhänge zu verstehen, führt über das Fühlen und Erleben. Das sehende Auge, das lauschende Ohr und die vorsichtig tastende Hand sind wertvolle Werkzeuge für einprägsame Naturerlebnisse. Und nicht zu vergessen die schnuppernde Nase. Der aromatische Duft der Bäume, Pflanzen und des Waldbodens stärkt unser Immunsystem. Dazu bietet der Frühling perfekte Voraussetzungen.

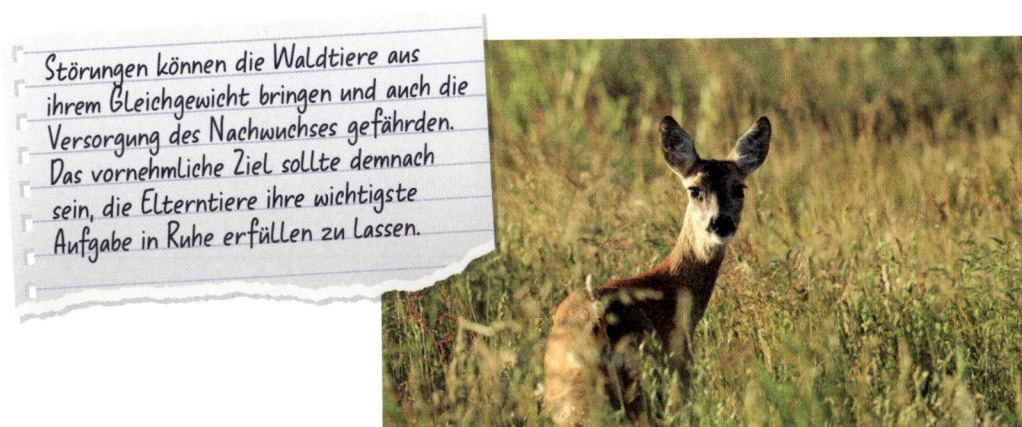

Störungen können die Waldtiere aus ihrem Gleichgewicht bringen und auch die Versorgung des Nachwuchses gefährden. Das vornehmliche Ziel sollte demnach sein, die Elterntiere ihre wichtigste Aufgabe in Ruhe erfüllen zu lassen.

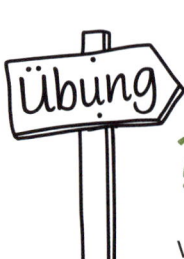

Übung

Baumlauschen

Vielleicht empfindet ihr den Wald als still, weil ihr die Geräusche, die in ihm vorkommen, nicht als störenden Lärm wahrnehmt. Welche Geräusche kennt ihr aus dem Wald? Da wären zum Beispiel das Fallen morscher Äste, Vogelgezwitscher, das Hämmern eines Spechts, das Gluckern eines Baches. Oder auch die Haselnuss, die ein Eichhörnchen hat fallen lassen, und das laue Frühlingslüftchen, das die frischen Blätter der Espe, auch Zitterpappel genannt, erzittern lässt.

Vor allem nach langen Trockenperioden, wenn es dann mal wieder geregnet hat, könnt ihr sogar den »Durst« der Bäume hören – und das geht so:

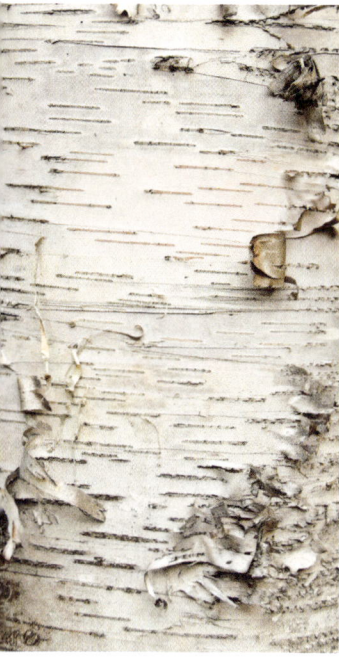

Birke

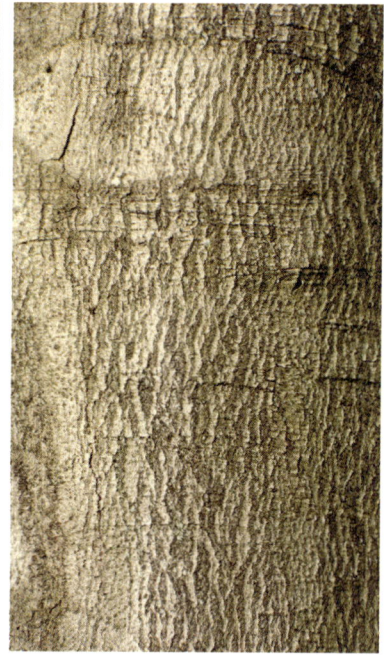

Buche

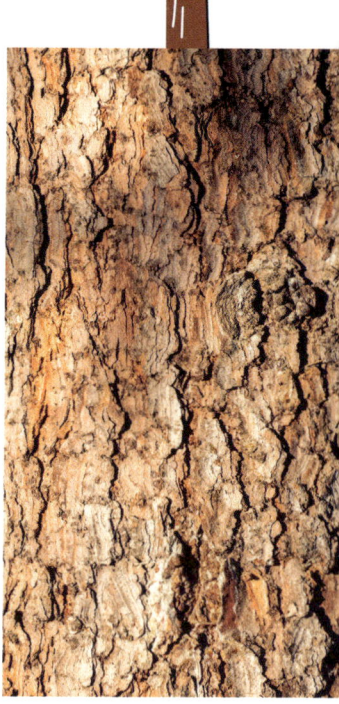

Kiefer

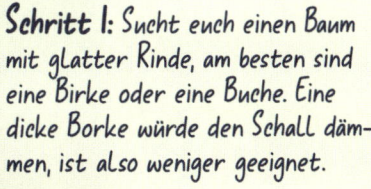

Schritt 1: Sucht euch einen Baum mit glatter Rinde, am besten sind eine Birke oder eine Buche. Eine dicke Borke würde den Schall dämmen, ist also weniger geeignet.

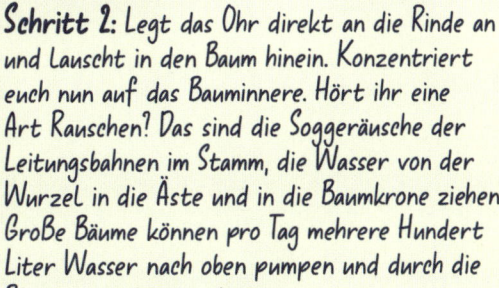

Schritt 2: Legt das Ohr direkt an die Rinde an und lauscht in den Baum hinein. Konzentriert euch nun auf das Bauminnere. Hört ihr eine Art Rauschen? Das sind die Sauggeräusche der Leitungsbahnen im Stamm, die Wasser von der Wurzel in die Äste und in die Baumkrone ziehen. Große Bäume können pro Tag mehrere Hundert Liter Wasser nach oben pumpen und durch die Blätter verdunsten lassen.

Wer weiß das?

Was bedeutet die Redewendung »den Wald vor lauter Bäumen nicht sehen können«?

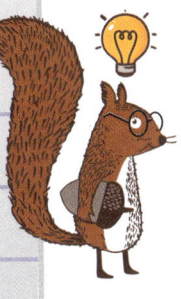

Antwort: Bei einem Problem nicht auf die naheliegendste Lösung kommen, weil man vor zu vielen Details das große Ganze nicht mehr erkennt.

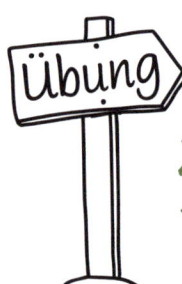

Übung

2-mal-2-Meter-Beobachtung

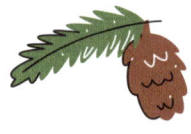

Das Schöne, Überraschende, Besondere, Unscheinbare wird von uns Menschen oft übersehen. In der folgenden Übung geht es darum, euren Blick auf all die Dinge zu lenken, auf die man normalerweise bei einem Spaziergang nicht achtet – vielleicht weil sie zu klein und unauffällig sind oder nicht direkt in unserem Sichtfeld liegen.

Schritt 1: Sammelt auf dem Boden liegende Äste oder Stöcke.

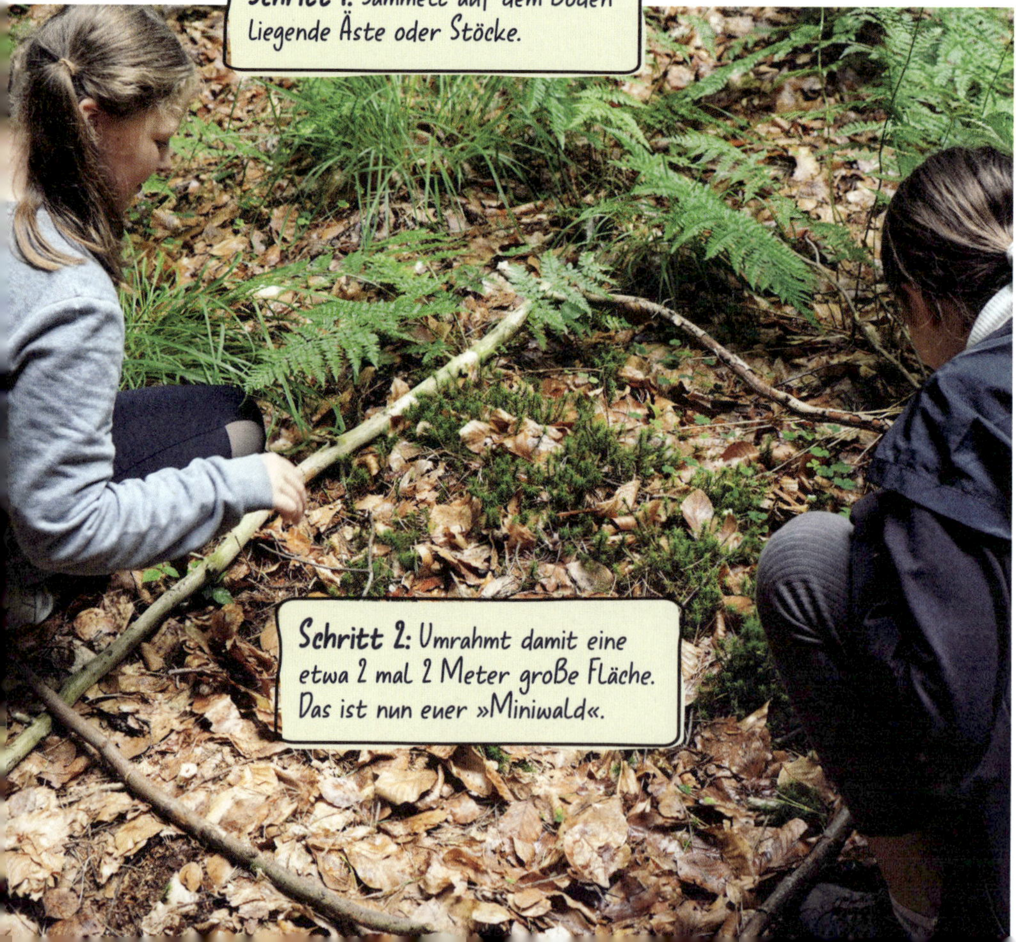

Schritt 2: Umrahmt damit eine etwa 2 mal 2 Meter große Fläche. Das ist nun euer »Miniwald«.

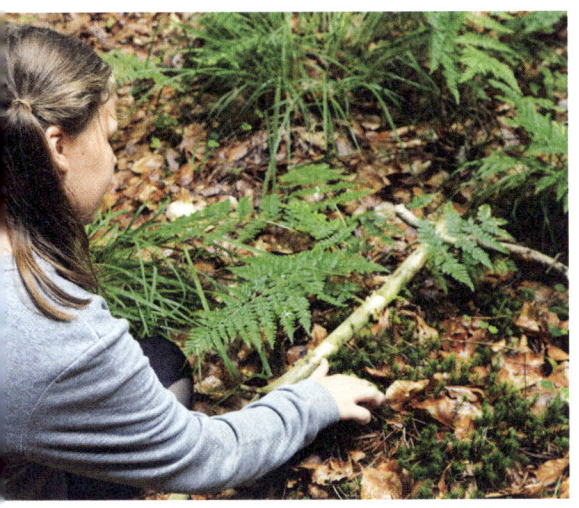

Der Waldboden ist voller interessanter Dinge, angefangen von vertrocknetem Laub, jungen Baumtrieben über Moose, Farne, Blümchen und Spinnweben bis hin zu Ameisen und Käfern.

Schritt 3: Alles in dieser Fläche wird genauestens untersucht und begutachtet. Wenn ihr vorsichtig dabei vorgeht, können auch junge Triebe ertastet werden. Beschreibt euch gegenseitig möglichst genau, was ihr seht, wie sich die Dinge anfühlen und auch wie alles riecht. Die genauen Bezeichnungen der einzelnen »Fundsachen« sind dabei erst mal zweitrangig. Wichtig ist, die Eigenschaften der erforschten Objekte und Pflanzen in Worte zu fassen.

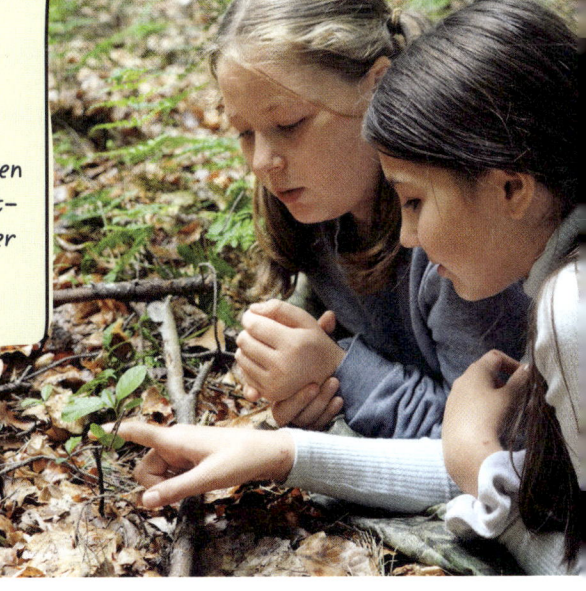

Die richtigen Fragen stellen

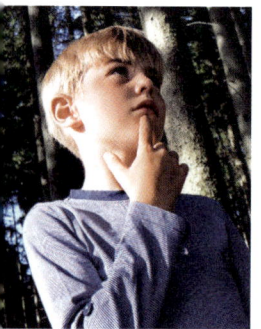

Durch kreative Fragen könnt ihr das Interesse und die Neugier gezielt auf eine bestimmte Sache innerhalb der abgesteckten Fläche lenken. Bewährt hat sich hier die »3-Fragen-Methode«:

Die erste Frage ist leicht zu beantworten und bereitet den jungen Forschenden sofort ein Erfolgserlebnis. Die zweite Frage ist etwas schwieriger, aber noch gut lösbar. Die dritte Frage erfordert Nachforschung, Kreativität und öffnet das Feld, um auch nach dem Walderlebnis zusammen zu recherchieren und gemeinsam mögliche Antworten zu finden. Hilfreich sind hier Bücher, Infotafeln oder auch das Smartphone oder später zu Hause der Computer.

Vorschläge für die 3-Fragen-Methode

Frage (leicht)	Weißt du, was das ist?	*Ja, ein kleines Bäumchen.*
	Schau mal, was ist das?	*– Eine Spur.*
Frage (nicht ganz so leicht)	Wie fühlen sich die Blätter an?	*– Die Blätter sind ganz weich (kratzig/glatt/…).*
	Von wem könnte diese Spur sein?	*– Ich denke, von einem Tier.*
Frage (schwerer)	Wie heißt dieses Bäumchen?	*– … (Recherche nötig)*
	Hast du eine Idee, von welchem Tier?	*– Ja, von einem eher kleinen Tier… (weitere Recherche nötig)*

Auf diese Art und Weise lernt ihr nicht nur etwas über die Natur, sondern auch, wie man sich selbstständig Wissen aneignen und gemeinsam lernen kann. Ihr könnt die Fragen je nach Alter variieren.

Unterstand bauen

Wenn ihr ausreichend Zeit habt und euch ein bisschen länger im Wald aufhalten möchtet, dann könnt ihr euch aus herumliegenden Ästen und Zweigen einen kleinen Unterstand bauen. Dabei sind eurer Fantasie und Geschicklichkeit keine Grenzen gesetzt! Hier nur eine von vielen Möglichkeiten, wie ihr euch einen kleinen gemütlichen Rückzugsort erschaffen könnt:

Schritt 1: Sucht euch einen schönen, möglichst flachen Ort, an dem für eine Waldhütte ausreichend Platz ist.

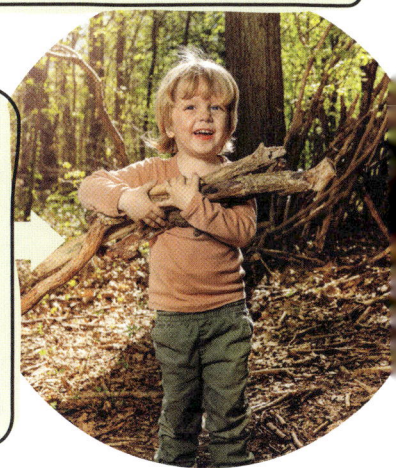

Schritt 2: Sammelt nun herumliegende Äste und Zweige, die möglichst lang und gerade sind. Legt zwei lange Äste zu einem V und bindet sie mit Schnur zusammen. Stellt das V nun auf und drückt die Enden fest in den Boden.

Stützt das Ganze mit einem weiteren Ast so ab, dass ein Dreibein entsteht. Die weiteren Äste stellt ihr nun rund herum dazu – erst die dickeren, dann die dünneren. Lasst irgendwo eine Lücke – das ist euer Eingang.

Dieser einfache Unterstand ist zwar nicht zum Übernachten geeignet, aber es ist gemütlich, in einer selbst gebauten Waldhütte ein Picknick zu machen oder sich Geschichten zu erzählen.

Schritt 3: Nun könnt ihr euren Unterstand mit kleineren Ästen, Laub oder Moos weiter bedecken, bis ihr mit eurem Werk zufrieden seid.

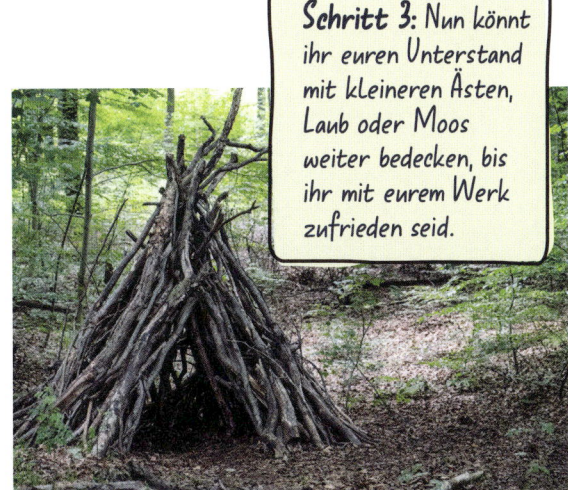

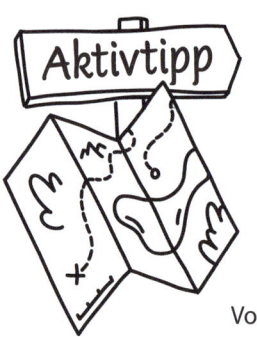

Aktivtipp

Holz schnitzen

Eine weitere praktische Sache, die ihr ausprobieren könnt, ist das Schnitzen. Es fördert die Feinmotorik und bringt euer Vorstellungsvermögen in Schwung.

Als Erstes gilt es, das richtige Werkzeug zu benutzen: Schnitzmesser für Kinder sollten einen rutschfesten (evtl. etwas kleineren) Griff haben und eine feststehende Klinge. Das Messer sollte scharf sein, mit einem stumpfen Werkzeug erhöht sich die Verletzungsgefahr. Klappmesser stellen ein Risiko dar, weil ihr euch beim Ein- und Ausklappen der Klinge schneiden könntet. Das Wichtigste bei der Arbeit mit dem Messer sind die Sicherheitsregeln:

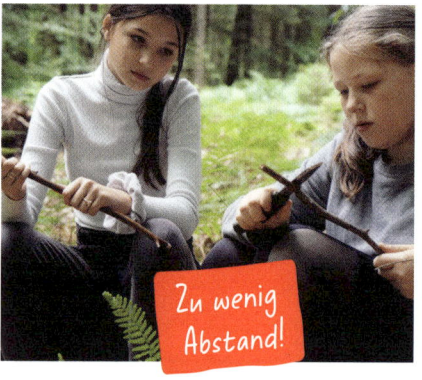

Zu wenig Abstand!

1. Sitzen
Beim Benutzen des Messers wird gesessen und nicht herumgerannt. Sollte das Messer nicht genutzt werden, wird es – auch für einen kurzen Moment – sicher abgelegt.

2. Abstand halten
Der sogenannte »Blutkreis« ist die Länge des Arms plus die Länge des Messers. Dies ist der Abstand, den ihr zu anderen Personen einhalten müsst. Sobald sich jemand in diesem Radius befindet, legt ihr das Messer sicher zur Seite.

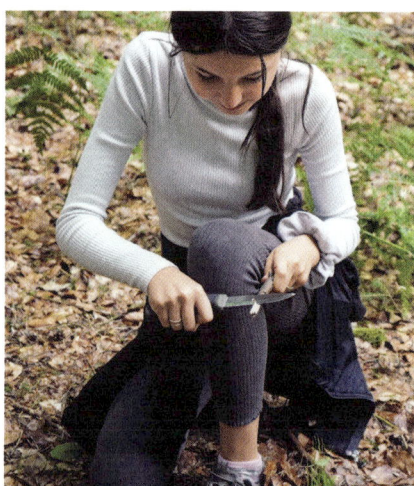

3. Immer vom Körper weg schneiden
Das Werkstück wird immer so gehalten, dass ihr euch auch dann nicht verletzt, wenn ihr einmal abrutscht.

4. Finger hinter dem Messer
Die Finger, die das Werkstück halten, sind niemals vor der scharfen Seite der Klinge, sondern dahinter, nah am Körper.

Zum spielerischen Einprägen der Vorsichtsmaßnahmen gibt es ein Gedicht:

> Willst du schnitzen, sollst du sitzen.
> Dicht geht nicht, fern geht gern.
> Von dir weg in den Dreck.
> Finger zu dir ran, dann bleiben sie auch dran.
> Schau zum Messer, dann geht's besser.
> (Martin Derrez)

Der Präzisionsschnitt

Diese Schnitttechnik eignet sich für feinere Arbeiten, da ihr hierbei nur wenig Kraft aufwenden müsst: Das Messer haltet ihr in der rechten Hand, den Daumen legt ihr unterstützend an den Klingenrücken (stumpfe Seite). Mit der linken Hand haltet ihr euer Werkstück von unten an die Klinge. Auch der linke Daumen drückt an den Klingenrücken. So könnt ihr kleine Kerben in das Holz schnitzen.

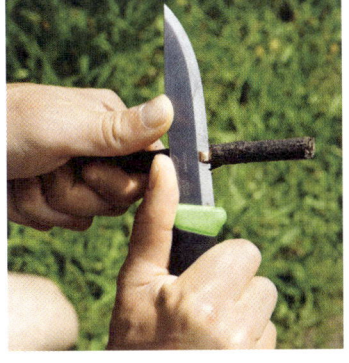

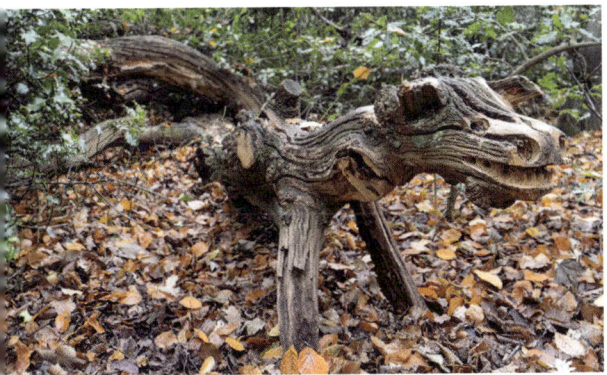

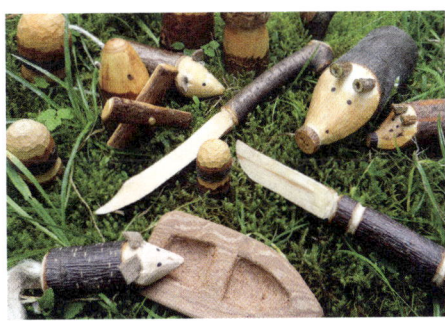

Ihr könnt nun eure eigenen Schnitzversuche wagen. Sucht euch ein passendes Stück Holz und überlegt, was ihr daraus schnitzen möchtet. Einen Schlüsselanhänger, einen kleinen Waldgeist mit Mütze, ein Fahrzeug oder einen Spazierstock? Lasst eurer Fantasie freien Lauf!

Haselnuss, Linde oder Holunder eignen sich für den Anfang sehr gut, denn sie haben ein relativ weiches und elastisches Holz.

Vogelbeobachtung

Die Begegnung mit einem Waldtier stellt immer ein besonderes Highlight dar. Gerade im Frühling, wenn sich Nachwuchs einstellt, habt ihr die tolle Möglichkeit, Vögel bei der Futtersuche und bei der Versorgung ihrer Jungen zu beobachten. Besonders gut gelingt dies dort, wo verschiedene Lebensräume ineinander übergehen. Das können Auenlandschaften, Sumpf- und Moorgebiete, Bachläufe mit angrenzenden Wäldern oder Seen sein, die in ein Waldgebiet eingebettet sind. Gewässer bescheren Vögeln immer einen reich gedeckten Tisch und einen abwechslungsreichen Speiseplan.

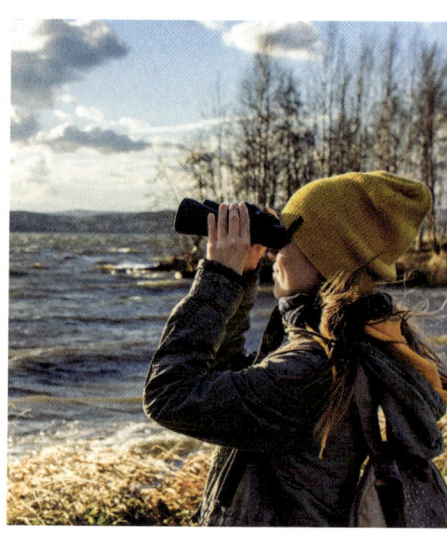

Ein weitläufiges prachtvoll-idyllisches Beispiel hierfür ist der Schaalsee im Westen Mecklenburg-Vorpommerns. Da die ehemalige innerdeutsche Grenze das Gebiet zur Sperrzone machte, hat sich dort viel unversehrte Natur erhalten können – mit positiven Auswirkungen auf die Tier- und Pflanzenwelt. Ein dichtes Netz an Wander- und Radwegen führt durch das Biosphärenreservat mit seinen zahlreichen Seen.

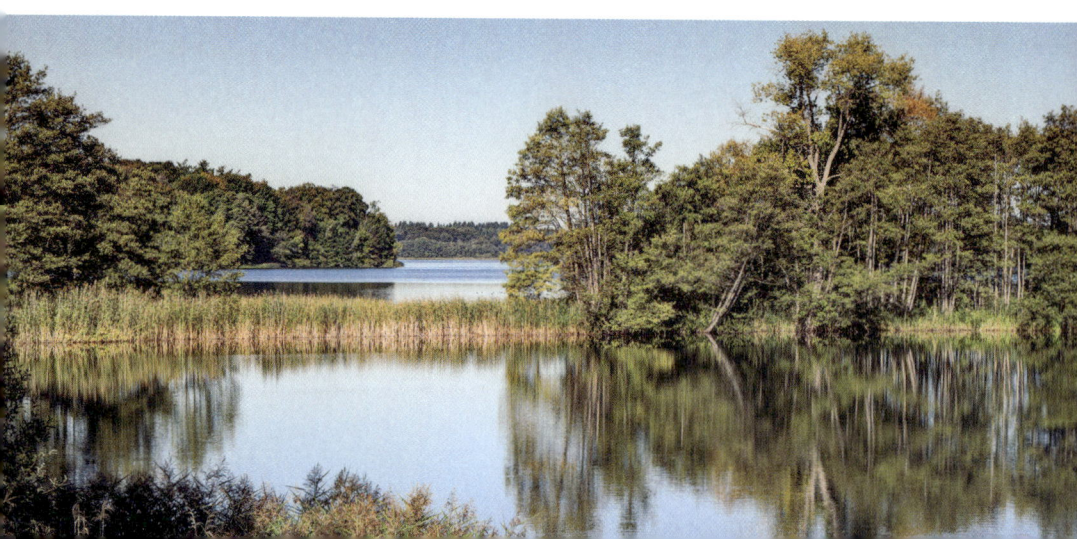

Große Abschnitte des Ufers sind bewaldet und beheimaten viele seltene Tierarten. Im Frühling kommen die Zugvögel zurück und bieten ein wahres Klangerlebnis. Wenn ihr euch bereits vorab einen kleinen Überblick über die verschiedenen Vogelarten verschafft, z. B. mithilfe eines Buchs oder einer App zur Vogelbestimmung, ist es dann vor Ort leichter, verschiedene Vögel zu entdecken und zu benennen. Oft finden sich an den entsprechenden Orten auch Infotafeln. Ein Fernglas ist eine prima Ergänzung und erleichtert euch die Beobachtung. Aber auch mit bloßem Auge könnt ihr viele Vogelarten anhand ihrer Besonderheiten ausmachen: die Rohrweihe mit ihren akrobatischen Flügen, den jagenden Wanderfalken, den farbenfrohen Pirol oder den klopfenden Buntspecht.

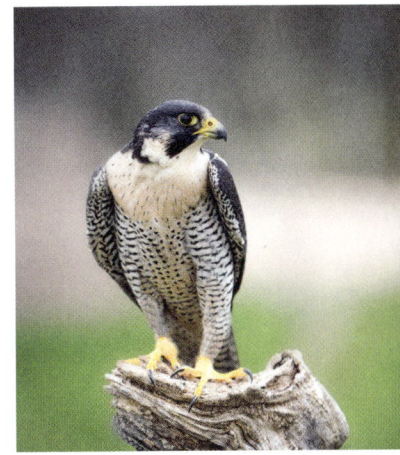

Wanderfalke

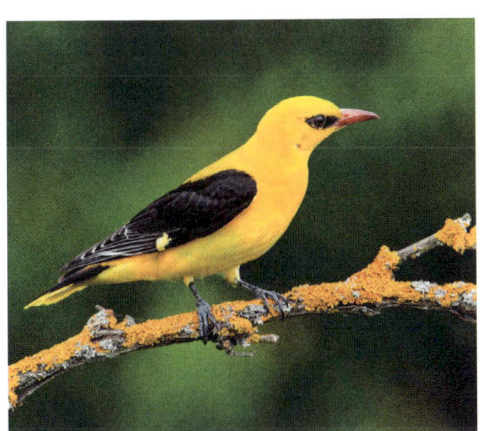

Pirol

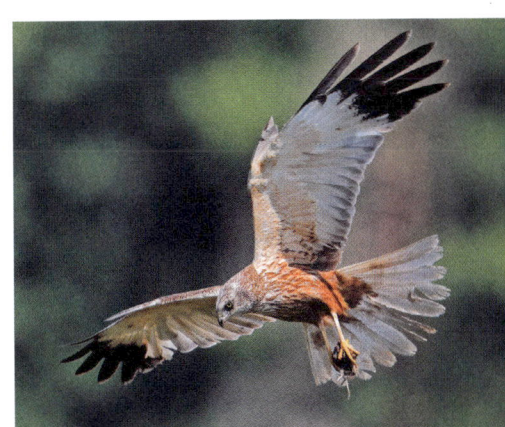

Rohrweihe

Die meisten Greifvögel sind keine Waldtiere. Einen Vertreter jedoch kann man in Wäldern in ganz Europa antreffen und für seine außerordentlichen Fähigkeiten bewundern: den Habicht.

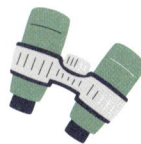

Der Habicht
Superkraft Sehen

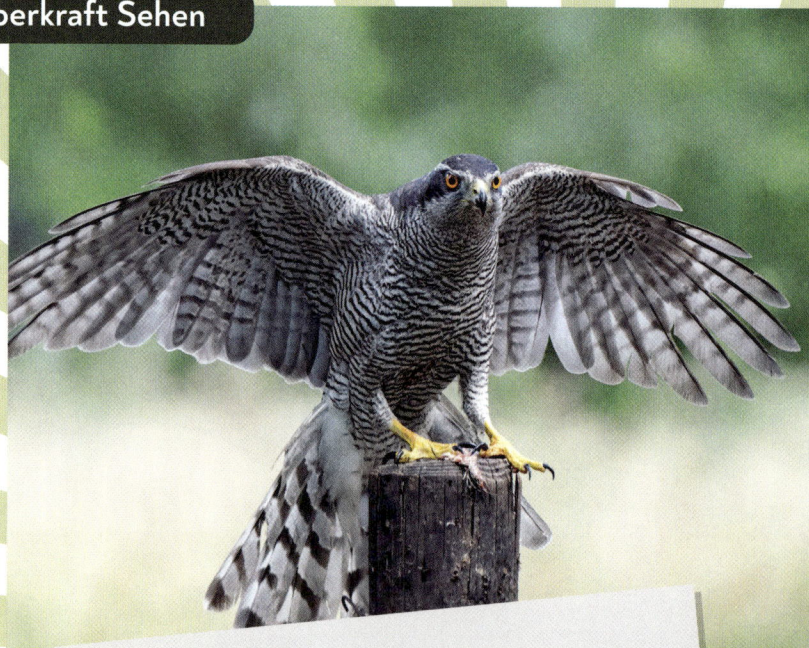

Größe: 50-65 cm

Gewicht: 500-2200 g

Nahrung: Vögel, kleine Säugetiere, Reptilien

Feinde: Uhu, Kolkrabe, große Greifvögel

Lebensraum: Waldreiche Gebiete mit altem Baumbestand

Ordnung: Greifvögel

Familie: Habichtartige

Wissenschaftlicher Name: Accipiter gentilis

Die Kombination aus Wald und See muss sich für den Habicht wie ein Luxusresort anfühlen. Hier findet er genug Raum und auch ausreichend Nahrung. Das große Vorkommen an verschiedenen Vogelarten und kleineren Tieren sowie die ausgedehnten Waldareale rund um den See bieten dem Raubvogel ideale Lebensbedingungen. Seine Spannweite, die Länge der zum Flug ausgebreiteten Flügel, beträgt 120 cm. Das ist das Doppelte seiner Körpergröße. Er ist darauf spezialisiert, andere Vögel und kleine Säugetiere zu jagen. Das ist für ihn in der Luft möglich: Er schnappt sich die fliegende Beute, aber auch auf engstem Raum im Bereich zwischen den Bäumen oder am Waldboden ist er ein sensationeller Jäger. Ist dieser Greifvogel in Jagdstimmung, löst das beim Rest der Vogelpopulation, besonders bei kleineren Singvögeln, regelrechte Panik aus. Hektisches Umherfliegen und laute Warnrufe sind oft ein Zeichen dafür, dass Habicht-Gefahr im Verzug ist.

> *Haltet die Augen offen und schaut euch einmal genauer um, sobald ihr eine ungewöhnliche Unruhe bemerkt.*

Zwar ist dieser Räuber der Lüfte auf langen Strecken kein besonders schneller Flieger, er kann aber mit wenigen Flügelschlägen blitzschnell auf 50 Stundenkilometer Fluggeschwindigkeit beschleunigen. Zu einer solchen Leistung sind wir Menschen nicht einmal ansatzweise in der Lage. Die gute Nachricht ist jedoch, dass wir unsere Sehfähigkeit bewusst trainieren und dadurch auch deutlich verbessern können.

Der Habicht bewegt sich dreidimensional inmitten von Bäumen und Ästen so schnell wie ein Auto auf einer Straße innerhalb einer Ortschaft. Und dabei hat er nicht nur jedes Detail seiner Umgebung im Blick, sondern verfolgt dabei auch noch seine Beute – am Boden oder in der Luft.

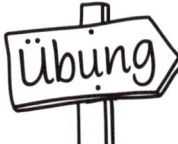 **Übung**

Schnelles Fangen-Spiel

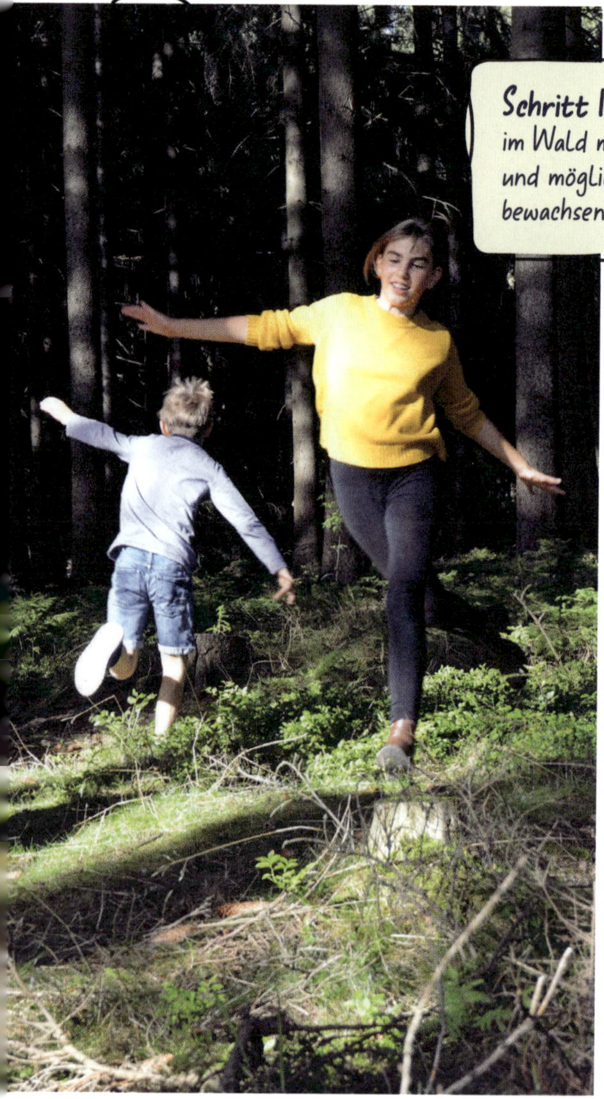

Schritt 1: Sucht euch einen Bereich im Wald mit lockerem Baumbestand und möglichst nicht allzu dicht bewachsenem Waldboden.

Die Übung vermittelt euch ein ungefähres Gefühl, welch fantastische Fähigkeiten der Habicht besitzt.

Das Umfliegen der Hindernisse ist Präzisionsarbeit. Und die Flugmanöver sind nicht so leicht, wie es aussieht. Fragt doch mal in der Runde nach, wie jeder seine eigenen (Seh-) Fähigkeiten einschätzt.

Der Habicht kann zwar nicht durch Bäume oder Felsen hindurchsehen, aber er hat ein »scharfes Auge«. Seine Superkraft ist das Sehen. Im Flug sowohl Hindernissen auszuweichen als gleichzeitig auch der Beute zu folgen, erfordert hervorragendes räumliches und peripheres Sehen.

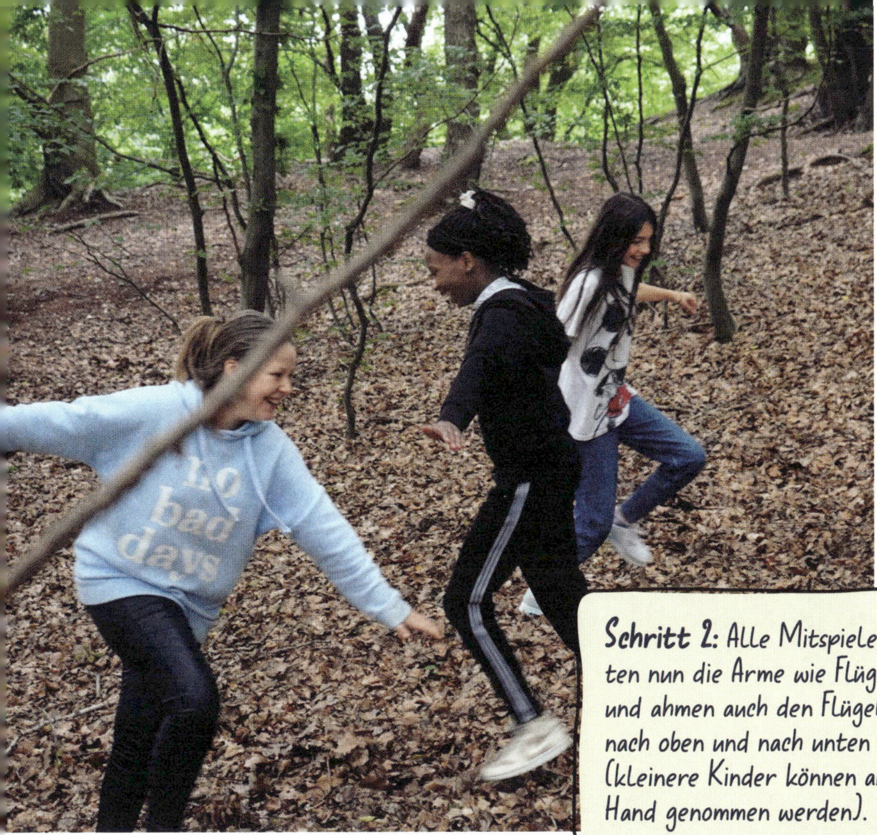

Schritt 2: Alle Mitspieler breiten nun die Arme wie Flügel aus und ahmen auch den Flügelschlag nach oben und nach unten nach (kleinere Kinder können an die Hand genommen werden).

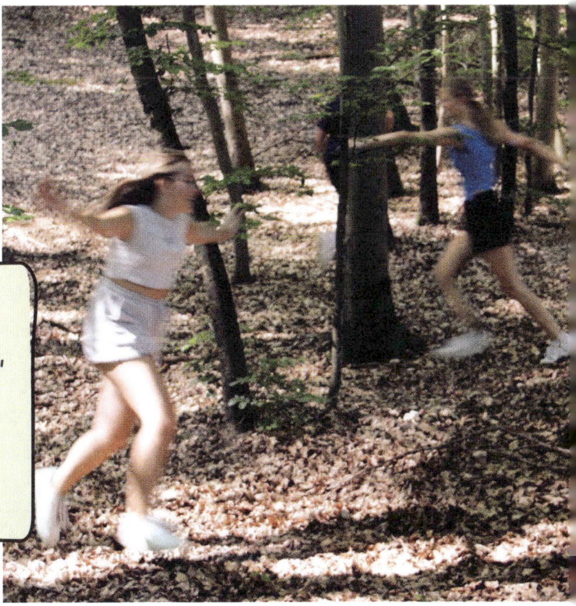

Schritt 3: Nun rennt ihr, so schnell ihr könnt, zwischen den Bäumen hindurch und versucht, dabei möglichst nichts zu berühren.

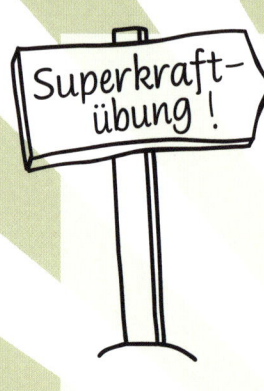

Superkraft-übung!

Trainieren des peripheren Sehens

Peripher bedeutet, dass sich etwas an den Rändern befindet. Es geht darum, Bewegungen wahrzunehmen, die sich links, rechts, ober- und unterhalb noch innerhalb unseres Sichtfeldes befinden, aber schon außerhalb unserer fokussierten Aufmerksamkeit – und das ohne dabei den Kopf zu drehen. Diese Art des Sehens – der

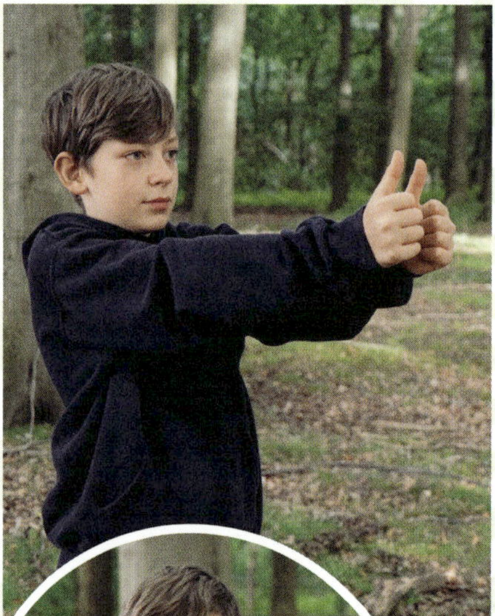

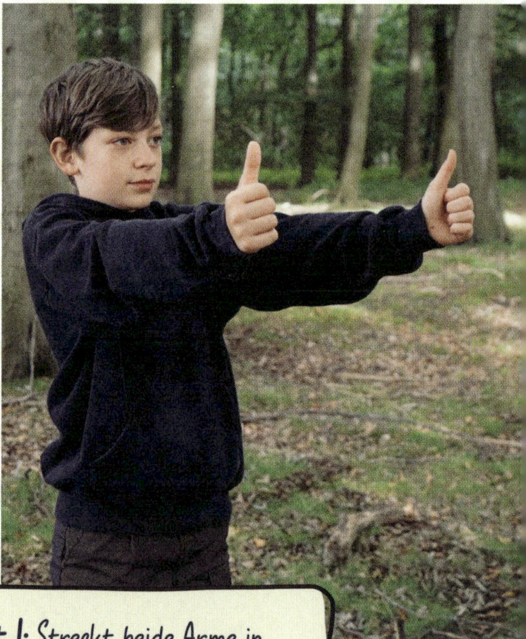

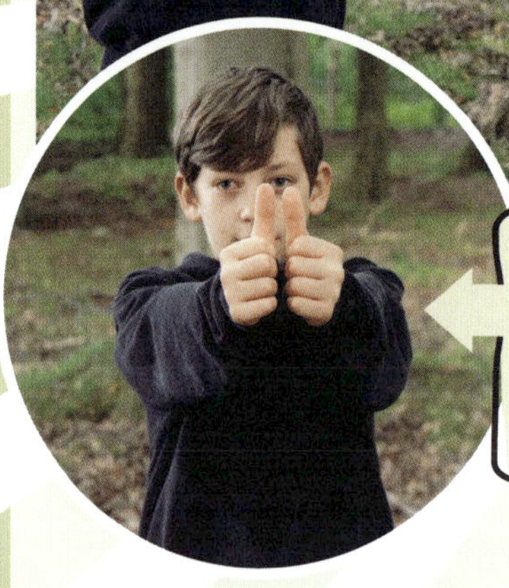

Schritt 1: Streckt beide Arme in Augenhöhe nach vorne. Die Daumen sind dabei nach oben gerichtet (so wie beim Daumen-hoch-Zeichen).

»Habichtblick« – lässt euch Bewegungen außerhalb eures Blickfeldes schneller bemerken. Dies ist ein großer Vorteil, beispielsweise wenn man im Wald Tiere beobachten möchte.

Schritt 2: Nun breitet ihr die Arme aus, bis die Daumen links und rechts gerade noch so im äußeren Blickfeld zu sehen sind. Nun ist das periphere Sehen aktiviert. Mit etwas Geduld und Übung ist es möglich, jederzeit seine Augen darauf einzustellen.

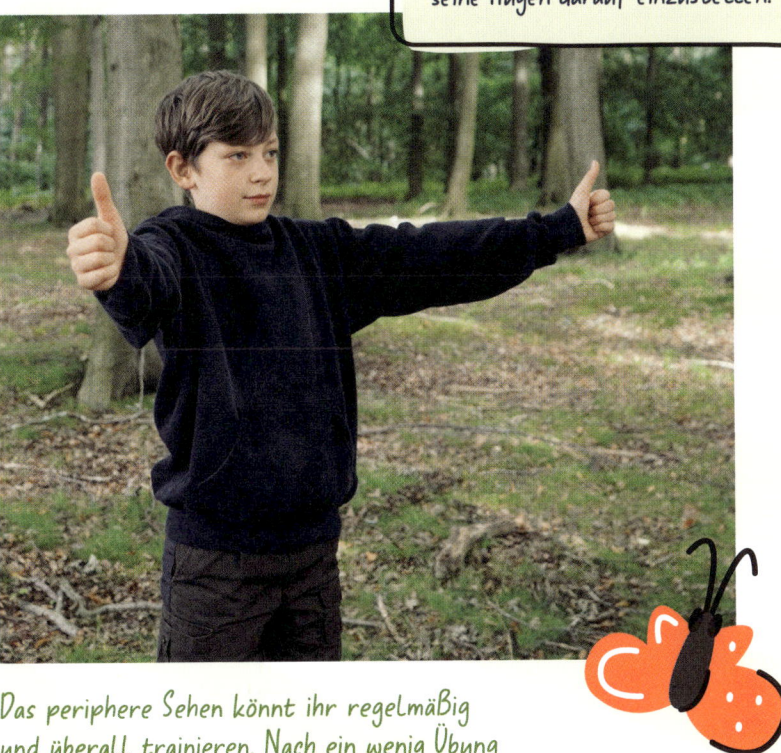

Das periphere Sehen könnt ihr regelmäßig und überall trainieren. Nach ein wenig Übung werdet ihr eine deutliche Verbesserung in eurer Wahrnehmung bemerken.

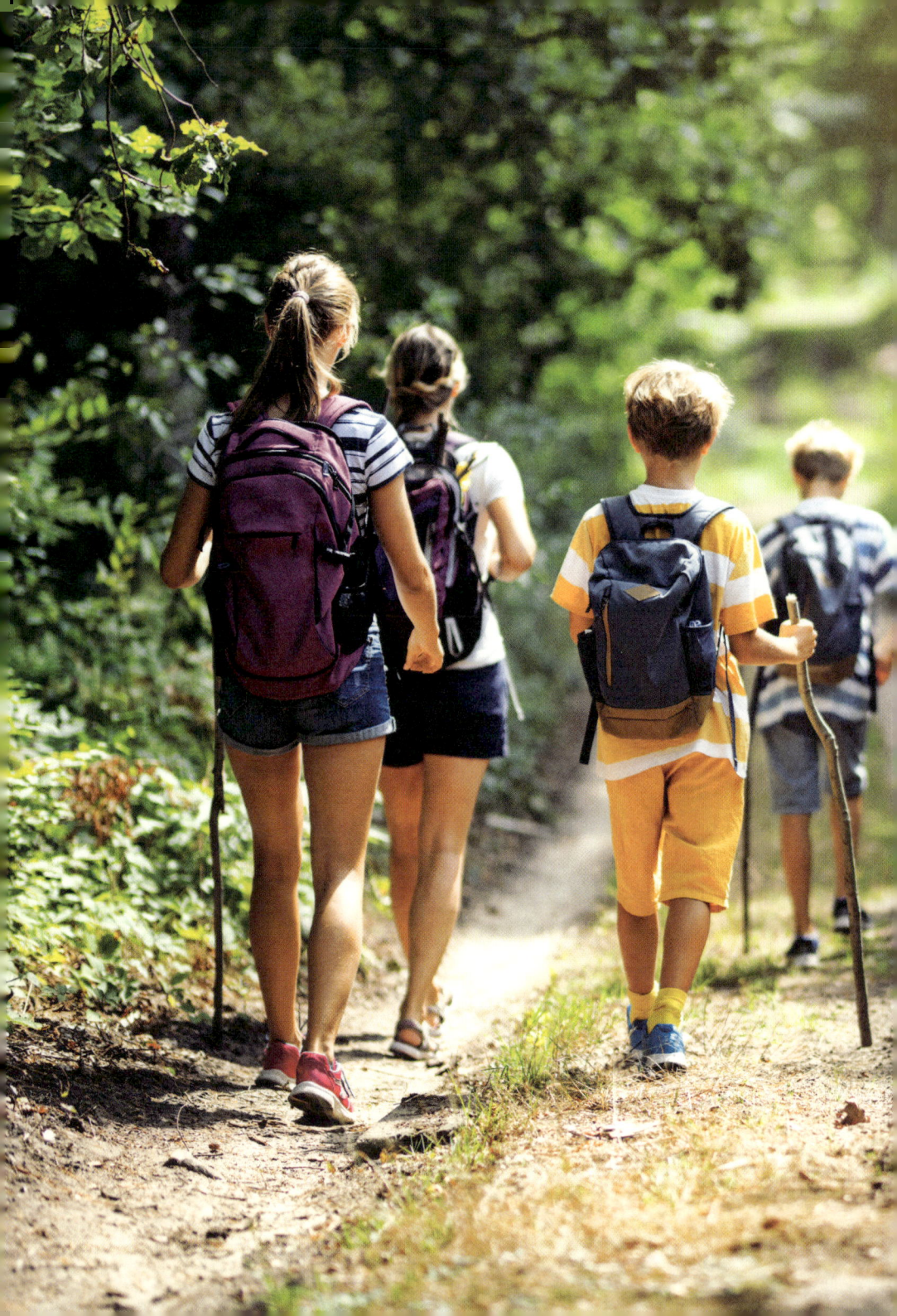

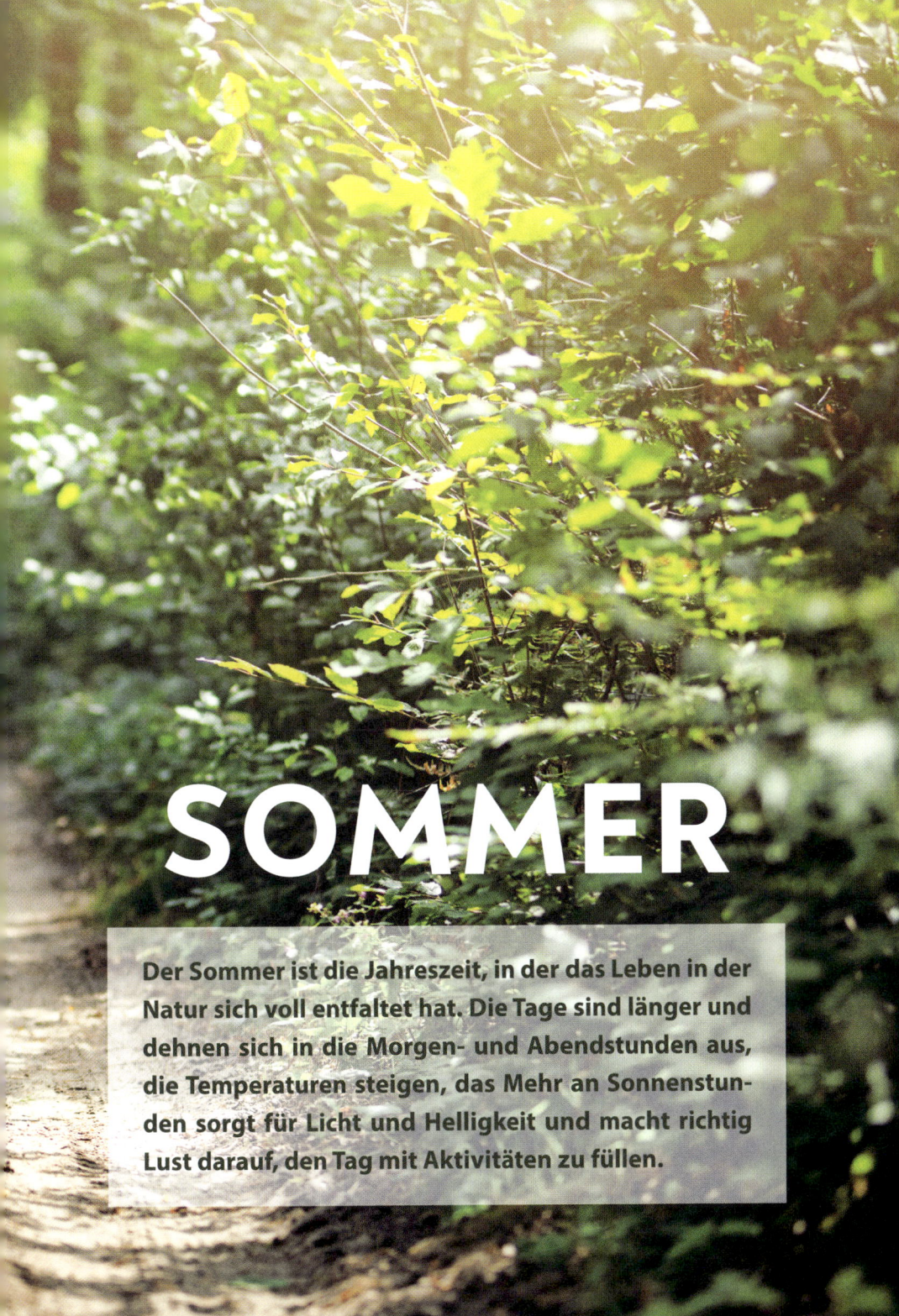

SOMMER

Der Sommer ist die Jahreszeit, in der das Leben in der Natur sich voll entfaltet hat. Die Tage sind länger und dehnen sich in die Morgen- und Abendstunden aus, die Temperaturen steigen, das Mehr an Sonnenstunden sorgt für Licht und Helligkeit und macht richtig Lust darauf, den Tag mit Aktivitäten zu füllen.

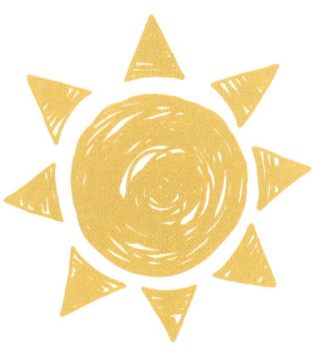

Der Wald bietet gerade im Sommer eine Vielzahl an Highlights und Faszinierendem und das für alle Möglichkeiten der menschlichen Wahrnehmung:

Ein tolles Farbenspiel ergibt sich aus dem satten Grün der Laub- und Nadelbäume und den inzwischen reif gewordenen Walderdbeeren oder -himbeeren, die hellrot leuchtend zum Naschen einladen. Ebenso intensiv im Geschmack sind die schwarzblauen Heidelbeeren und Brombeeren.

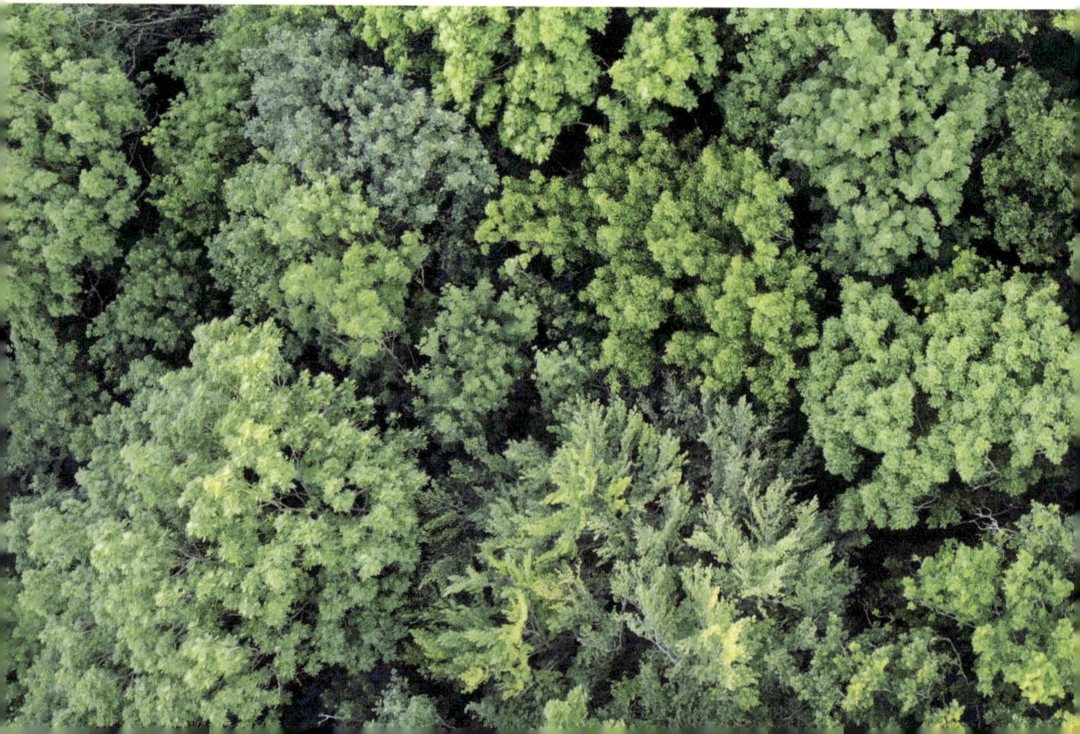

Wenn man sich einmal hinsetzt und genau zuhört, erkennt man die Verschiedenheit der Vogelstimmen und des Summens und Brummens

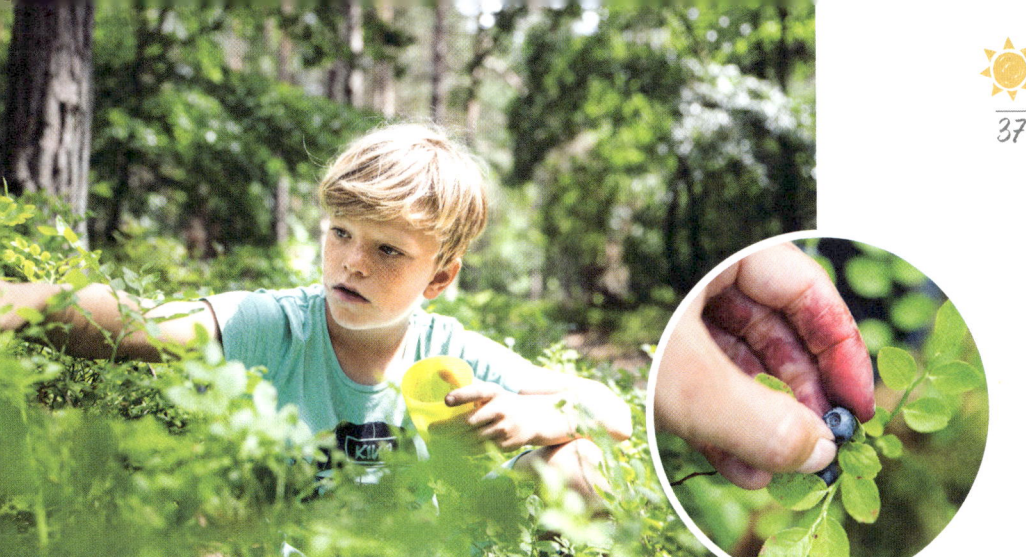

der vielen Insekten. Und auch neugierigen Nasen wird in der frischen Waldluft einiges geboten. Besonders intensiv entwickeln sich die Gerüche nach einem Sommerregen, wenn feiner Dunst über der Erde schwebt.

Wie fühlt sich der bemooste Waldboden an? Wie riecht die Luft, die in dieser Jahreszeit zahlreiche Aromen des Waldes in sich trägt? Atmet bewusst und tief ein und aus.

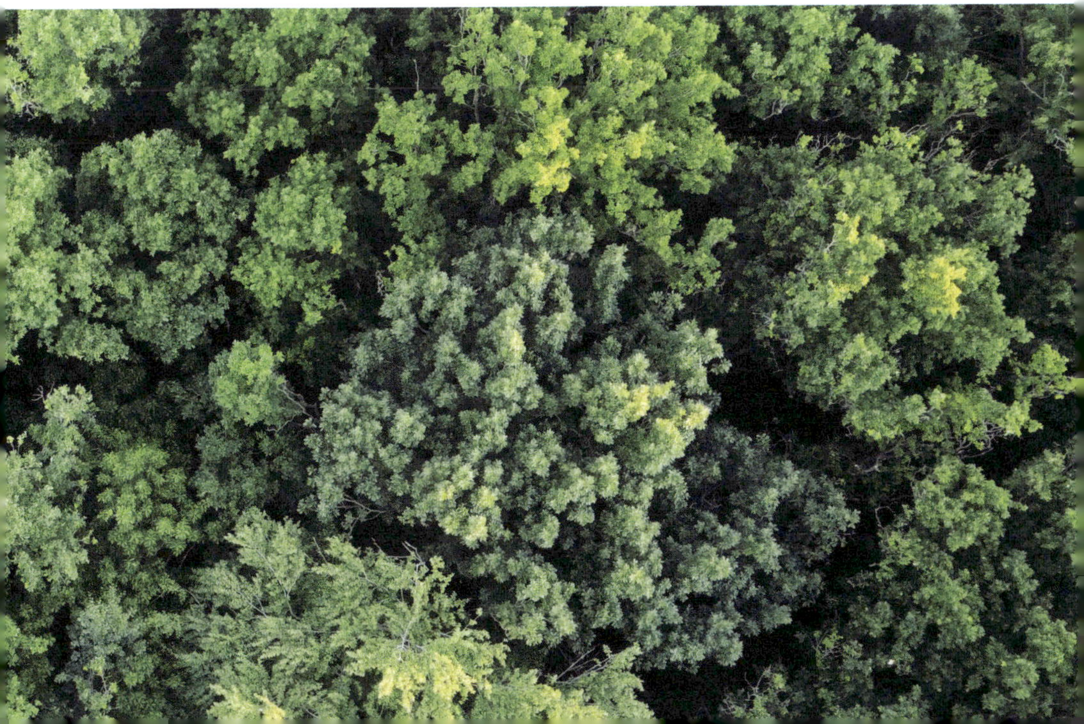

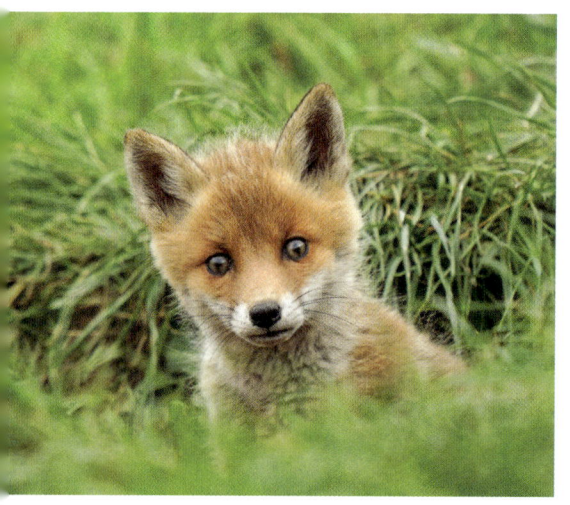

Verhalten im Wald

Abstand von Jungtieren

Die Tierwelt zu beobachten, gestaltet sich im Sommer manchmal ein wenig schwieriger, da die meisten Arten nach wie vor mit ihrem Nachwuchs beschäftigt sind. Bei den Vögeln zum Beispiel ist der Nachwuchs zwar inzwischen flügge geworden. Die Eltern versorgen ihn aber weiterhin – und das meist außerhalb des Nestes. Das ist wichtig zu wissen, denn diese Jungtiere, die man vermeintlich hilfebedürftig vorfindet, müssen nicht »gerettet« werden. Am besten ist es, die Vögel dort zu lassen, wo sie sind. Die Altvögel kümmern sich weiterhin um ihre Sprösslinge und wir können uns – mit Abstand – daran erfreuen, sie zu beobachten.

> Jungvögel, die außerhalb des Nestes vorgefunden werden, brauchen keine menschliche Hilfe und sollten nicht angefasst oder mitgenommen werden. Und: Hunde gehören an die Leine!

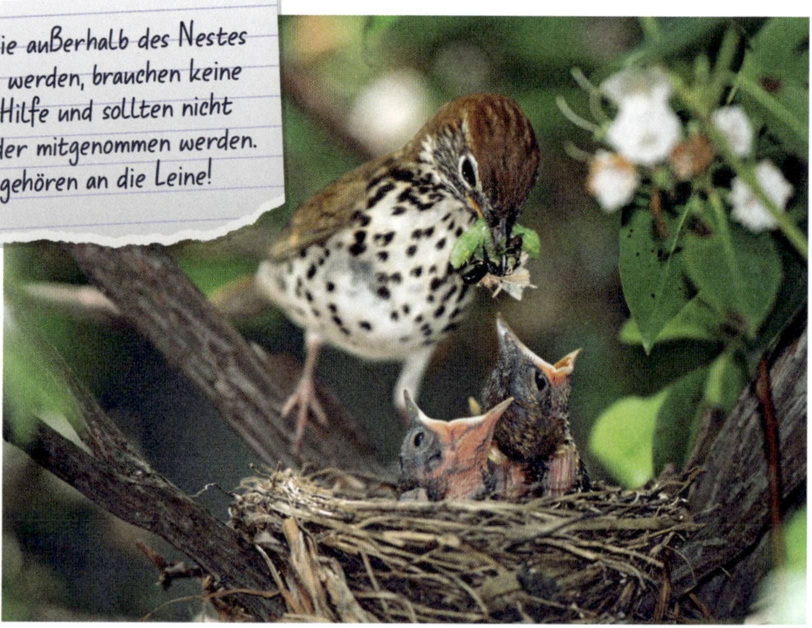

Waldbrandgefahr

Die heißen und regional sehr regenarmen Sommer der letzten Jahre haben in weiten Teilen der deutschen Wälder deutliche Spuren hinterlassen. Zwar verfügen Bäume durch ihre tief gehenden Wurzelverzweigungen über einen gewissen Wasservorrat, aber leider nicht endlos. Denn wenn sie all ihre Energie dafür aufbringen müssen, um tiefere Wurzeln zur Wasseraufnahme zu schlagen, werden dafür die Baumkronen in Mitleidenschaft gezogen. Lang anhaltende und häufige Trockenperioden sind für Bäume nicht leicht zu bewältigen und ziehen verheerende Folgen für den Wald nach sich – auch die Wahrscheinlichkeit für einen Waldbrand erhöht sich dadurch.

In der Zeit von März bis September und besonders in Nadelwäldern ist es wichtig, sich vorab über die Waldbrandstufen zu informieren. Waldbrandstufe 1 steht dabei für eine geringe, Stufe 5 für eine sehr hohe Waldbrandgefahr.

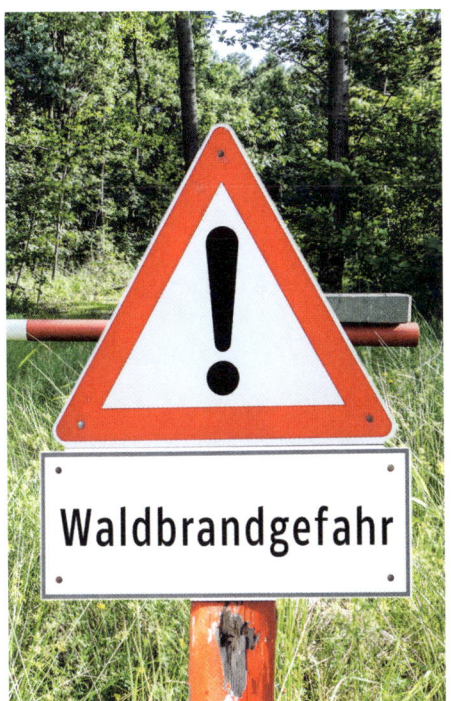

Tagesaktuelle Daten zur Waldbrandstufe findet ihr zum Beispiel im sogenannten Waldbrandgefahrenindex auf der Webseite des Deutschen Wetterdienstes. Die Karten werden von März bis Oktober jeden Morgen für den aktuellen Tag und die Folgetage zur Verfügung gestellt.

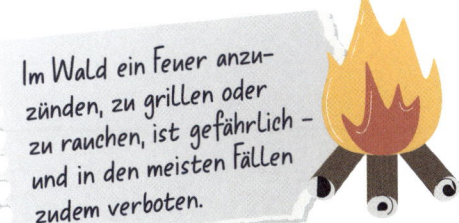

Im Wald ein Feuer anzuzünden, zu grillen oder zu rauchen, ist gefährlich – und in den meisten Fällen zudem verboten.

Waldarten

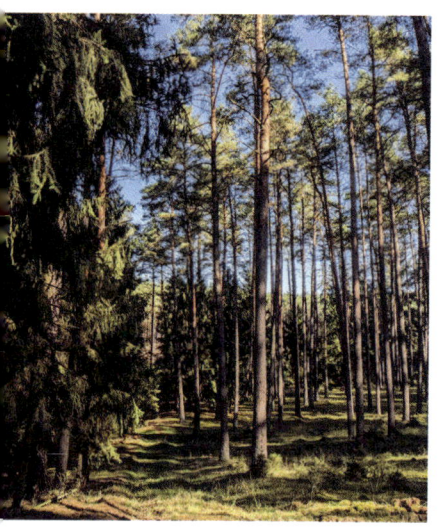

Ein Drittel der Gesamtfläche Deutschlands, das sind rund 11 Millionen Hektar (oder etwa 16 Millionen Fußballfelder), ist bewaldet und das im Großen und Ganzen gut verteilt auf das gesamte Bundesgebiet. Auf dieser Fläche stehen circa 90 Milliarden Bäume. Die am häufigsten vorkommenden Baumarten sind bei den Nadelbäumen die Fichte mit einem Anteil von 25 und die Kiefer mit 23 Prozent. Dahinter rangieren die Laubbäume Rotbuche und Eiche mit 16 beziehungsweise 11 Prozent. Anschließend kommt mit 2 Prozent wieder ein Nadelbaum, die Douglasie. Sie wachsen entweder in Mischbeständen (mindestens zwei botanische Gattungen) oder in Monokulturen.

Baumartenverteilung in Deutschland

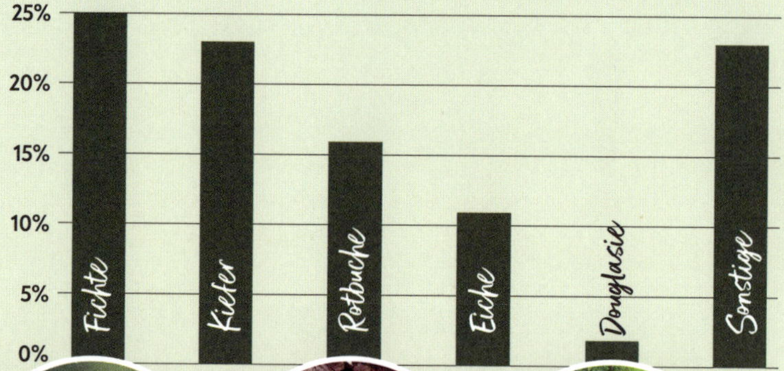

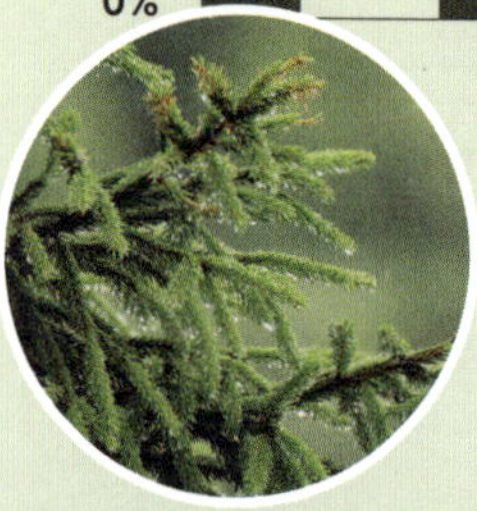

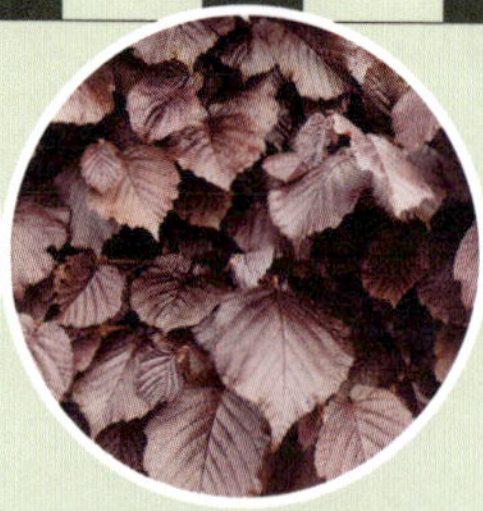

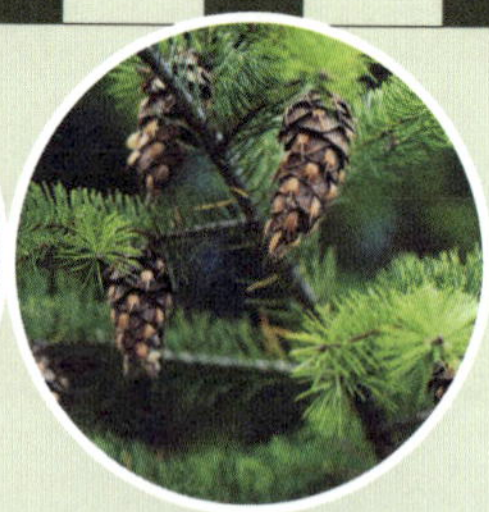

Fichte	Kiefer	Rotbuche	Eiche	Douglasie	Sonstige
25%	23%	16%	11%	2%	23%

Artenreiche Wälder sind weniger anfällig gegenüber Schädlingen, sie sind widerstandsfähiger, können klimatische Veränderungen und auch extremes Wetter besser verkraften.

Es ist deshalb ein erklärtes Ziel der Bundesregierung, den Bestand von klimatoleranten und anpassungsfähigen Mischwäldern zu erhöhen. Diese machen im Augenblick etwa drei Fünftel des Gesamtbestandes aus. Das Ziel der Landesforst MV ist es, diesen – unseren – Wald zu schützen, stärker und stabiler für die Zukunft zu machen – den von uns seit fast 30 Jahren praktizierten, naturnahen Waldumbau mit vereinten Kräften noch schneller umzusetzen. Denn der Wald ist der Lebensraum unzähliger Tier- und Pflanzenarten und deshalb für die Biodiversität besonders wichtig. In letzter Zeit hat er aber sehr unter der Trockenheit und dem auch dadurch bedingten Schädlingsbefall gelitten. Zeit, ihm mehr Unterstützung zu geben.

Weiterhin werden Wälder nach Gattungen unterschieden: Befindet man sich in einem Wald, wo (fast) nur Laubbäume stehen, heißt er Laubwald. Der Anteil an Nadelbäumen sollte hier 10 Prozent nicht übersteigen. Ist das Verhältnis umgekehrt, spricht man von einem Nadelwald.

Alle Bäume atmen quasi rückwärts, das heißt sie nehmen Kohlendioxid über ihre Blätter und Nadeln aus der Luft auf und geben Sauerstoff in die Umgebung ab. Zusätzlich verdunsten sie Wasser und kühlen damit die Luft. Das merkt man besonders an sehr heißen Sommertagen, wenn man aus stickiger Hitze kommend einen Wald betritt. So als hätte man einen Schalter umgelegt, kommt einem erfrischende Kühlung entgegen. Die Luft fühlt sich sauber und gereinigt an, man selbst kann freier durchatmen. Nicht umsonst haben sich die Menschen auch in Städten begrünte Bereiche geschaffen, um im Sommer im Schatten der Bäume Abkühlung zu finden und gleichzeitig die Luftqualität zu verbessern.

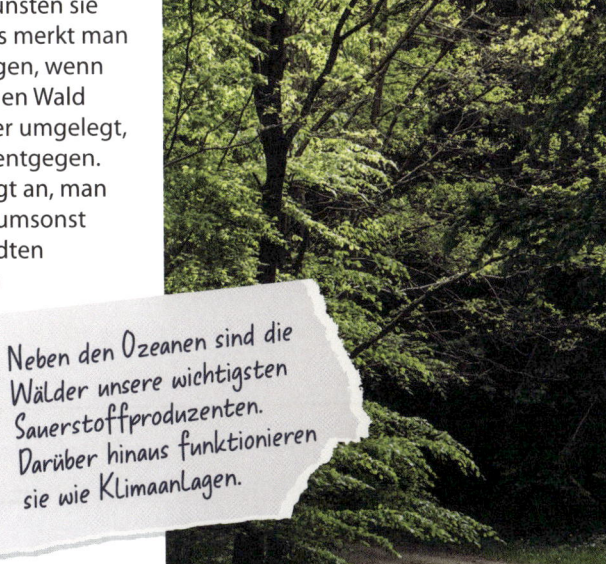

Neben den Ozeanen sind die Wälder unsere wichtigsten Sauerstoffproduzenten. Darüber hinaus funktionieren sie wie Klimaanlagen.

Essbare Beeren und Pflanzen

Der Sommer hält viele Pflanzen für euch bereit, die ihr essen oder für andere Zwecke nutzen könnt. Darunter natürlich Beeren, aber auch Heilkräuter und solche, die als Gewürz zum Einsatz kommen. Eine kleine Auswahl möchten wir euch hier vorstellen.

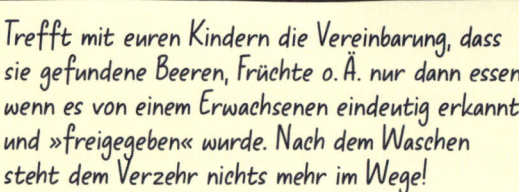

> Trefft mit euren Kindern die Vereinbarung, dass sie gefundene Beeren, Früchte o. Ä. nur dann essen, wenn es von einem Erwachsenen eindeutig erkannt und »freigegeben« wurde. Nach dem Waschen steht dem Verzehr nichts mehr im Wege!

Heidelbeere

Auch Blaubeere, Bickbeere oder Schwarzbeere genannt, gehört die Heidelbeere zur Familie der Heidekrautgewächse. Als kleiner Strauch wächst sie auf der gesamten Nordhalbkugel der Erde in Wäldern, Heiden und Feuchtgebieten. Ihre kugelförmigen Früchte sind ca. 1 Zentimeter groß und dunkelblau bis fast schwarz. Reif werden die Beeren zwischen Juli und September. Die heimischen Wildformen schmecken deutlich intensiver als die Kultursorten aus dem Supermarkt. Die reifen Beeren sind sowohl roh, gekocht, getrocknet oder als Marmelade verwendbar und enthalten sehr viel Vitamin C. Getrocknete Beeren gelten als ein Mittel gegen Durchfall. Die Blätter sollten hingegen nicht verwendet werden, da sie leicht giftig sind.

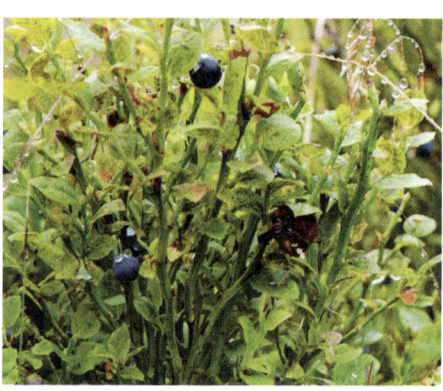

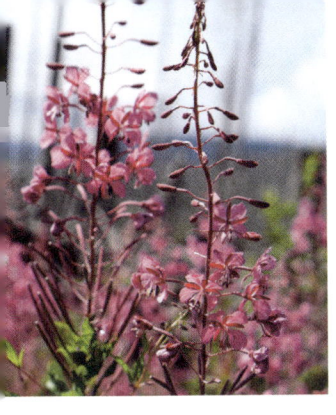

Weidenröschen

Die bis zu zwei Meter großen Weidenröschen sind in Mitteleuropa mit knapp 20 Arten vertreten. Sie wachsen im Flachland, an Waldrändern, Ufern, Äckern, Steinböden und sogar im Gebirge bis zu einer Höhe von 2500 Metern. Ihre knapp drei Zentimeter großen Blüten stehen in traubigen rosafarbenen Blütenständen. Die jungen Blätter, Blüten und Knospen können sowohl roh als auch gekocht verzehrt werden und enthalten viel Vitamin C. Der Sud aus den Blättern und Wurzeln hilft bei Husten und Entzündungen im Mund- und Rachenraum.

Himbeere

Die bis zu zwei Meter hohen Himbeersträucher sind in ganz Deutschland in Wäldern, an Waldrändern, auf Feldern und in heimischen Gärten zu finden. Die Himbeere ist eng mit der dunklen Brombeere verwandt und teilt sich mit ihr nicht selten den Standort. Reif sind die Beeren zwischen Juni und September. Junge hellgrüne Blätter sind sowohl gekocht als auch roh essbar. Die süßen Beeren kann man roh, gekocht oder getrocknet verzehren. Ein Tee aus Himbeerblättern hilft bei Magen-Darmbeschwerden.

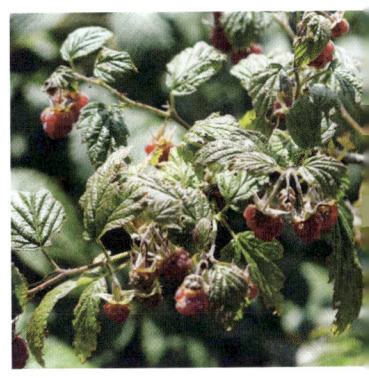

Kamille

Die Kamille gilt als die beliebteste Heilpflanze in Europa. Ihre etwa drei Zentimeter breiten weißen Blüten und die fiedrigen Blätter kennt vermutlich jeder von Abbildungen auf Teepackungen. Kamille ist in ganz Deutschland auf Wiesen, Ödland und Feldwegen verbreitet. Die Blüten und jungen Blätter können frisch oder getrocknet zu einem Tee gekocht werden, welcher bei Verdauungsstörungen und Magenproblemen hilft. Äußerlich angewendet unterstützt Kamille die Heilung von Wunden. Kamille sollte jedoch nicht in großen Mengen verzehrt werden, da ihre ätherischen Öle Übelkeit hervorrufen können.

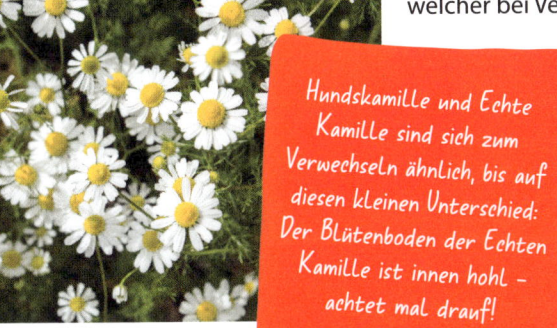

Hundskamille und Echte Kamille sind sich zum Verwechseln ähnlich, bis auf diesen kleinen Unterschied: Der Blütenboden der Echten Kamille ist innen hohl – achtet mal drauf!

Aktivtipp

Schnüre aus Brennnesseln

Eine absolut vielseitige Pflanze ist die Brennnessel. Aus ihren Stängeln könnt ihr sehr stabile und belastbare Schüre herstellen, die ihr beispielsweise als Schnürsenkel, Zeltschnüre, Träger für Taschen oder als Gürtel benutzen könnt. Auch Hölzer könnt ihr mit diesen festen Schnüren zusammenbinden.

Vorbereitung

Schritt 1: Entfernt mit der Hand alle Blätter – wichtig: mit der Wuchsrichtung von unten nach oben, damit gleichzeitig die Brennhaare abbrechen und ihr euch nicht brennt. Als Alternative könnt ihr für diesen Schritt auch Handschuhe anziehen.

Schritt 2: Legt die frischen Ruten nun auf einen festen Untergrund und teilt den Stängel der Länge nach mit einem scharfen Messer.

Schritt 3: Brecht den Stängel in der Mitte der Länge nach auf und knickt die Ruten dann an einem Ende ein wenig nach hinten um. Zieht nun die äußere Haut vom holzigen Stängel ab. Um möglichst lange Fasern zu erhalten, solltet ihr vor allem an den Sprossknoten vorsichtig sein. Die abgezogene Haut hängt ihr nun zum Trocknen auf. In der Sonne reichen schon zwanzig Minuten aus.

Das Schnüredrehen funktioniert auch, ohne die Haut vorher zu trocknen – macht dann nur eure Schnur etwas länger, denn die frischen Fasern werden sich noch ein wenig zusammenziehen.

Schnüre drehen

Schritt 1: Teilt die Haut in mehrere Streifen, die möglichst nicht zu dick sind. Nehmt zwei Streifen, verdreht die Enden miteinander und macht einen Knoten.

Schritt 2: Haltet das Ganze nun mit einer Hand fest, mit der anderen dreht ihr die obere Faser straff nach hinten (wie einen Schlüssel im Schloss) und legt sie dann in Richtung eures Körpers über die untere.

Schritt 3: Nun ist der untere Streifen oben und wird wieder erst vom Körper weggedreht und dann über den unteren Streifen in eure Richtung gelegt.

Mit der Zeit entsteht so eine gedrehte Schnur. Die Stärke der Schnur lässt sich variieren und hängt davon ab, wie dick euer Faserbündel ist.

Die Brennnessel enthält darüber hinaus viel Vitamin C, Mineralstoffe und Eisen. Aus den Blättern lässt sich beispielsweise ein leckeres Pesto machen oder ein Salat. Die Samen enthalten viel Öl und sind sehr nahrhaft. Ihr könnt die Blätter auch trocknen und zerrieben als Gewürz für eine Vielzahl von Speisen nutzen. Darüber hinaus hilft ein Tee aus Brennnesselblättern bei Blasenproblemen.

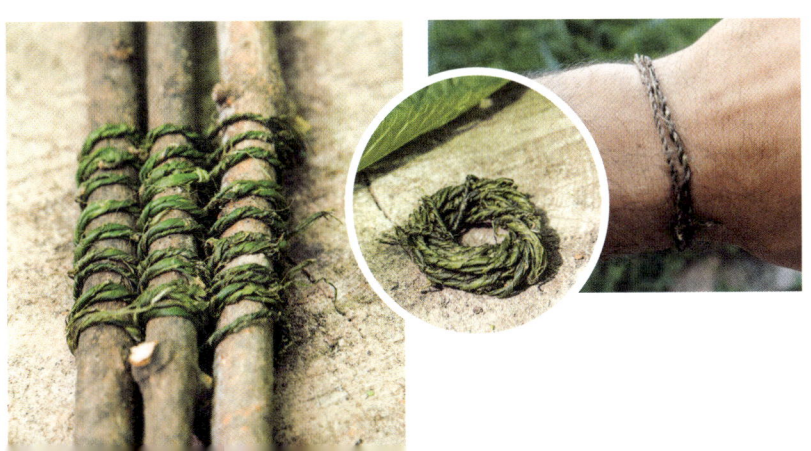

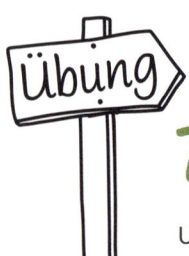
Übung

Temperatur fühlen

Um diesen Effekt selbst zu spüren, könnt ihr euch an einem heißen Tag einen Ort suchen, wo ein Nadelwald direkt an einen Laubwald angrenzt. Zuerst geht ihr in den Nadelwald und schaut euch einmal um, was für kleinere Pflanzen dort aus der Erde sprießen.

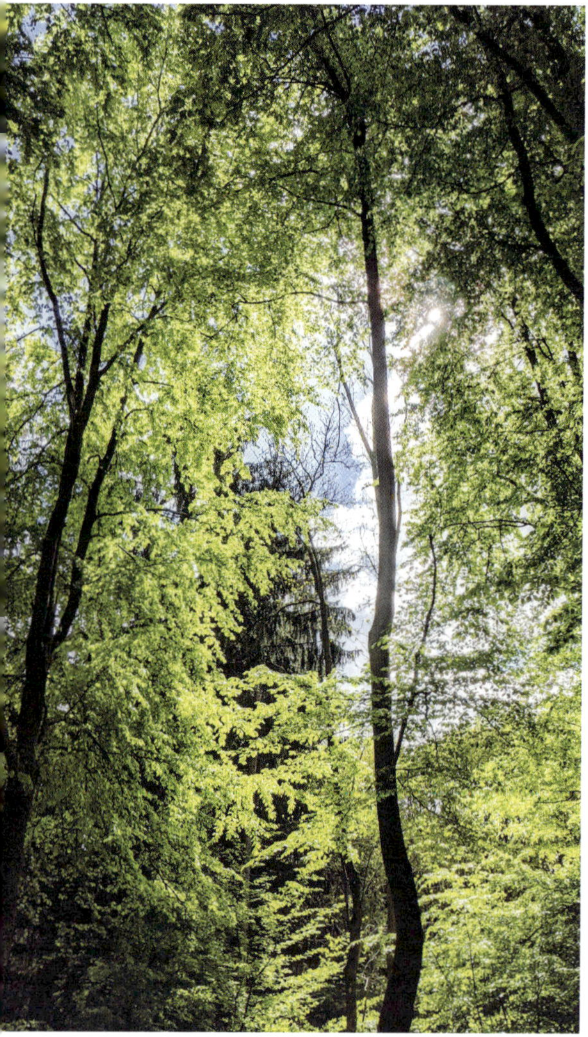

Versucht dann einmal, die Temperatur zu fühlen und bewusst zu atmen. Ihr könnt versuchen, all diese Eindrücke nun in eigene Worte zu fassen, wie sich diese spezielle Atmosphäre – im wörtlichen wie im übertragenen Sinn – in einem Nadelwald anfühlt.

Dann wechselt ihr in einen Laubwald – und versucht, die Unterschiede zu erfühlen. Besonders beim Fühlen der Temperatur wird euch vielleicht auffallen, dass es im Laubwald etwas kühler ist. Nadelbäume produzieren zwar mehr Sauerstoff als Laubbäume, dennoch haben Laubbäume einen größeren Kühleffekt, denn ihre Blätter reflektieren mehr Sonnenlicht und lassen so weniger Wärme an die Erdoberfläche. Außerdem geben sie viel Feuchtigkeit an die Luft ab. Unsere Bäume und Wälder sind extrem wichtig, um wirksam dem Anstieg der globalen Erwärmung entgegenzusteuern, denn sie sind eng mit unserem Klima verknüpft: das eine lässt sich nicht ohne das andere denken. Wie gut, dass wir in Deutschland so viel Wald in unmittelbarer Nähe haben!

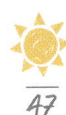

Maus spielen

Bei Waldspaziergängen im Sommer hört man häufig ein spitzes Fiepen und Rascheln im Laub entlang der Wege. Das sind Mäuse, die damit beschäftigt sind, Nahrung zu sammeln. Hektisch huschen sie aus dem Bau zu ihrer Nahrungsquelle – das können Insekten oder Samen und Pflanzen sein – und wieder zurück. Wenn ihr einmal ganz still steht und euch nicht bewegt, könnt ihr sie bestens bei ihrem Tagesgeschäft beobachten. Vielleicht fragt ihr euch: Wie sieht so eine kleine, flinke, zierliche Maus eigentlich die Welt? Das findet ihr heraus, indem ihr einmal Maus spielt.

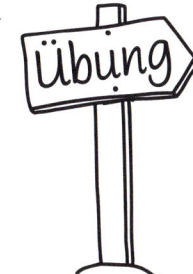

Schritt 1: Legt euch flach auf den Waldboden, verharrt einige Minuten in dieser Stellung und untersucht dabei eure Umgebung: Was wächst hier? Was liegt so herum? Wie hoch sind die Bäume? Die Pflanze, die im Stehen noch klein aussah, überragt einen, wenn man auf dem Boden liegt. Der Kiefernzapfen, der sich direkt vor der Nase befindet, muss einer Maus riesig erscheinen. Probiert auch hier einmal das periphere Sehen (S. 32) aus: Was bewegt sich links und rechts von euch?

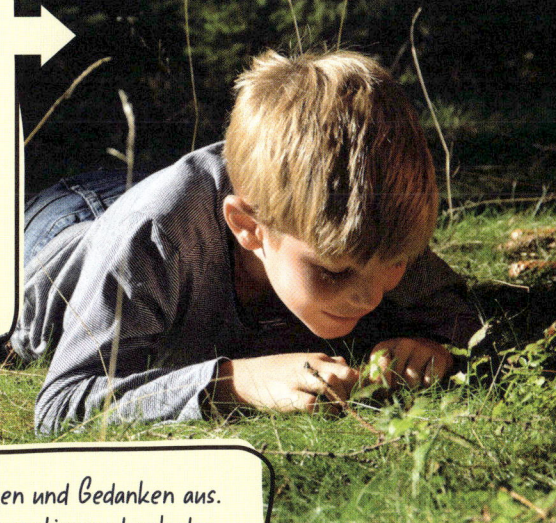

Schritt 2: Tauscht nun eure Wahrnehmungen und Gedanken aus. Alle Ideen und Gedanken, die einem beim Herumliegen durch den Kopf gegangen sind, können das Gespräch in Gang bringen und Aufschluss darüber geben, wie es ist, seinen »Standpunkt« in eine Liegeperspektive umzutauschen. Es wird euch überraschen, welche großen Wunder im Kleinen zu entdecken sind und wie es ist, sich in ein anderes Lebewesen hineinzuversetzen.

Seenlandschaften

Was gibt es Schöneres, als sich bei hochsommerlichen Temperaturen nach einer langen Wanderung im kühlen Nass zu erfrischen? Deutschland hat unzählige Seen, die von Wäldern umgeben sind: beispielsweise der Eibsee am Fuße der Zugspitze, der Liepnitzsee nördlich von Berlin, der Vogtlandsee in Sachsen und natürlich die Mecklenburgische Seenplatte mit ihren über 1000 Seen – praktisch hinter jeder Biegung glitzert ein Gewässer. Die Wasserqualität der meisten Seen in Deutschland ist sehr gut und das Baden darin grundsätzlich erlaubt, sofern kein »Baden verboten«-Schild aufgestellt ist.

Mit seinen 60 Seen und einer mannigfaltigen Tierwelt eine besonders beeindruckende Naturlandschaft ist der Naturpark Nossentiner/Schwinzer Heide in Mecklenburg-Vorpommern.

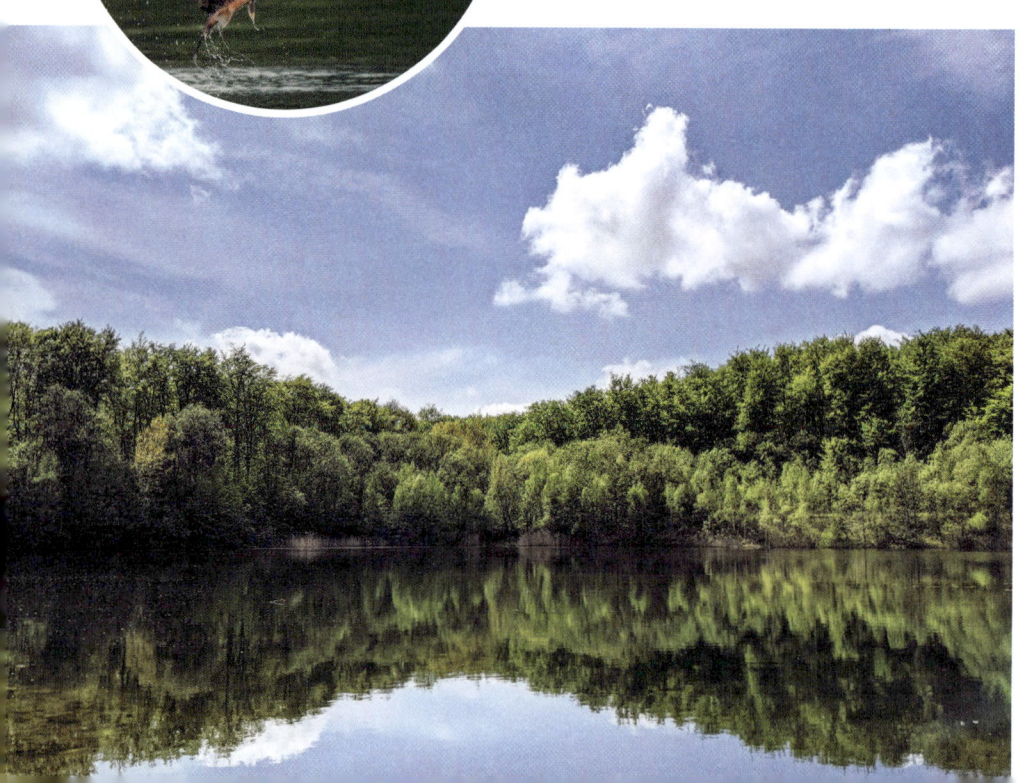

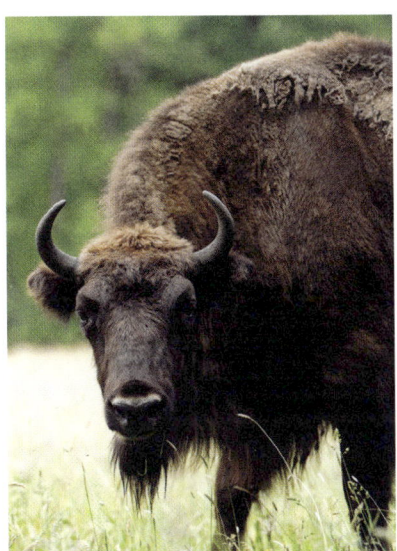 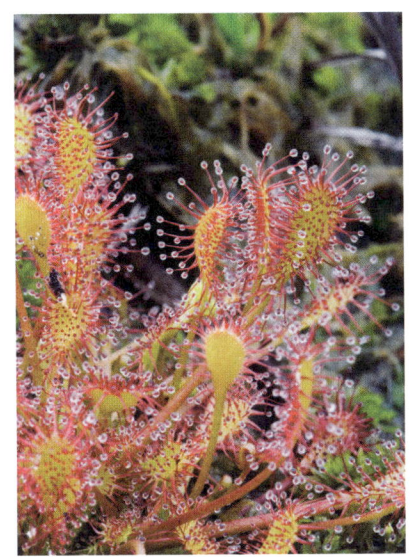

Eine absolute Besonderheit ist das Wisentreservat auf der Halbinsel Damerower Werder im Kölpinsee: dort lebt seit 1976 eine Wisentherde in freier Wildbahn. Dieses größte europäische Landsäugetier und Wildrind war einst in ganz Nordeuropa beheimatet und konnte nur durch eine aufwendige Nachzucht vor dem Aussterben gerettet werden.

Auch die Flora zählt Seltenheiten zu ihrem Bestand: Der in Deutschland selten gewordene Rundblättrige Sonnentau findet beispielsweise im Nationalpark Müritz günstige Standorte, um gedeihen zu können. Er ist eine fleischfressende Pflanze, die mit ihren klebrigen Tentakeln Insekten fängt.

Mit etwas Glück kann man in Seenlandschaften, vor allem im Norden und Osten Deutschlands, ein weiteres beeindruckendes Tier zu Gesicht bekommen, das wie schon zuvor der Habicht ein erstaunlich perfektioniertes Talent sein Eigen nennen darf.

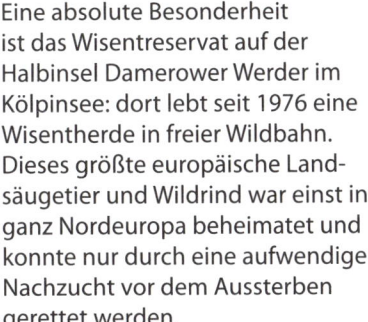

Der Fischotter
Superkraft Tastsinn

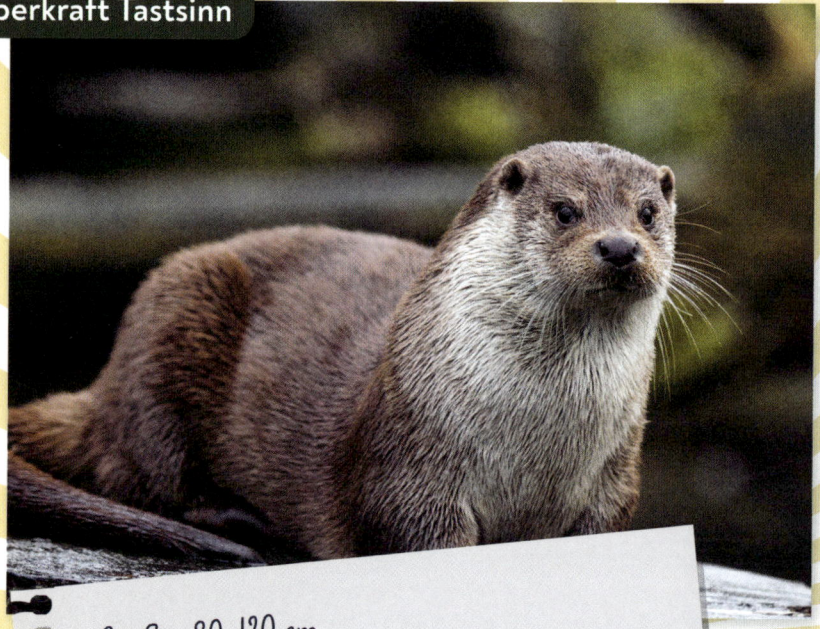

Größe: 80–120 cm

Gewicht: 5–10 kg

Nahrung: Fische, Vögel, kleine Säugetiere, Insekten, Krebse

Feinde: Wolf, Luchs, Seeadler

Lebensraum: Saubere Gewässer mit natürlichen Ufern

Ordnung: Raubtiere

Familie: Marder

Wissenschaftlicher Name: Lutra lutra

Der Fischotter gehört zur Familie der Marder und ist zwar ein Landtier, zugleich aber auch ein hervorragender, wendiger Schwimmer, der den Fortbewegungskünsten von Fischen im Wasser in nichts nachsteht. Was erstaunlich ist, da er ja keine Flossen, sondern nur Häute zwischen den Zehen hat. Er schafft es problemlos, acht Minuten unter Wasser zu bleiben und dort seiner Fischbeute hinterherzujagen. Er orientiert sich nicht vorwiegend mit seinen Augen, sondern vor allem mithilfe seiner Barthaare an der Schnauze oder den Tasthaaren an seinem Ellenbogen. Dieser phänomenal ausgebildete Tastsinn, seine Superkraft, registriert noch die kleinsten Wasserbewegungen und das auch nachts oder in trüben Gewässern.

Man stelle sich vor, man müsste mit verbundenen Augen im Swimmingpool nach einem Ring suchen und dabei mit dem Gesicht den kleinsten Wasserdruck, den minimalsten Wellenwiderstand erspüren – eine unvorstellbare Leistung, ein unmöglich scheinendes Unterfangen.

Der Fischotter kann das hervorragend und noch dazu in einem Fluss oder See, wo auch Bäume, Steine und andere Dinge auf dem Grund herumliegen. Er ist in der Lage, die Dinge mittels Tastsinn von seiner Beute zu unterscheiden.

Schon gewusst?
Fischotter sind auch mit ihren Pfoten sehr geschickt. Nordamerikanische Seeotter beispielsweise knacken mithilfe von Steinen Muscheln auf. Sie benutzen also ein Werkzeug – das können nicht viele Tiere, die im Wasser leben.

Wir Menschen verfügen schon über einen sehr guten Tastsinn, aber der von Fischottern ist um ein Vielfaches besser, ein Supertalent sozusagen. Um zu prüfen, wie gut der eigene Tastsinn funktioniert und um ihn zu trainieren, eignen sich folgende Übungen hervorragend:

Übung — # Gegenstand ertasten

Ihr benötigt: ein Tuch o. Ä. zum Verbinden der Augen

Schritt 1: Sucht euch einen schönen, ruhigen Platz im Wald. Verbindet euren Kindern die Augen und lasst sie dann verschiedene Dinge, die ihr um euch herum aufsammelt, in die Hand nehmen und betasten. Achtet darauf, dass es nichts Lebendes ist und auch nichts Ekliges.

Schritt 2: Lasst nun die Kinder erklären, wie sich der Gegenstand anfühlt. Dazu sollen sie eigene Formulierungen finden und ausdrücken, was sie gerade in Händen halten und tastend untersuchen.

Alle Abenteurer und Forscherinnen sollen bei dieser Übung dazu animiert werden, Schritt für Schritt mit ihren eigenen Worten zu beschreiben, was sie da spielend ertasten. Wenn ihr zum Beispiel feststellt, der Gegenstand sei kalt, könnt ihr nachhaken:

Wie fühlt sich der Zapfen an, so kalt wie Eis im Kühlschrank?

Nein, so nicht. –
O. k., wie denn dann? …

Oder man hält weiches Moos in der Hand:

Ist das so hart wie ein Stein?

Nein, eher so weich wie meine Kuscheldecke.

Je nachdem in welcher Jahreszeit man unterwegs ist, fühlen sich die gleichen Dinge ganz anders an: frisches Laub im Sommer anders als vertrocknete Blätter im Herbst, ein sonnengewärmter Stein anders als ein kalter nasser. Eine weitere Erfahrung, die man bei dieser Übung macht, ist außerdem: Nimmt man dem Menschen kurzzeitig den Sehsinn, indem man ihm die Augen verbindet, schärft das alle anderen Sinne.

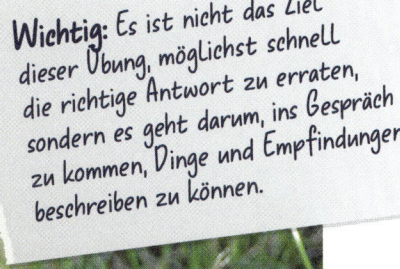

Wichtig: Es ist nicht das Ziel dieser Übung, möglichst schnell die richtige Antwort zu erraten, sondern es geht darum, ins Gespräch zu kommen, Dinge und Empfindungen beschreiben zu können.

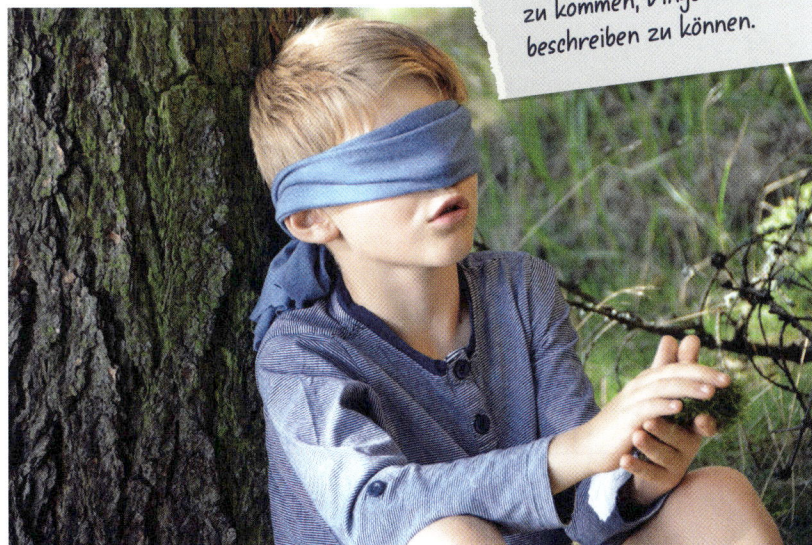

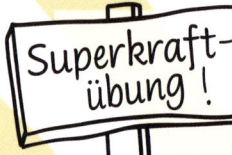

Superkraft-übung!

Weg ertasten

Ihr benötigt:
- ein Tuch o. Ä. zum Verbinden der Augen
- eine Schnur (nicht zu dünn!), 15-20 Meter lang

Schritt 1: Spannt eine Schnur quer durch den Wald – es soll keine gerade Strecke sein – zwischen mehreren Bäumen auf einer Länge von 15 bis 20 Metern. Die gespannte Schnur darf in der Höhe variieren, sodass man sich gerne auch mal strecken oder den Pfad gar auf allen vieren entlangkriechen muss.

Gebt beim Spannen der Schnur darauf acht, dass der Weg nicht über Hindernisse führt, die Verletzungen verursachen könnten (Brombeergebüsch, Dornen, Brennnesseln, Wespennester im Boden, etc.).

Schritt 2: Demjenigen, der den Weg ertasten soll, werden die Augen verbunden. Ihr könnt den Parcours mit oder ohne Schuhe laufen. Ohne Schuhe ist man noch ein bisschen vorsichtiger, tritt bedachter auf und kann so den Untergrund und die Temperatur besser erfassen. Außerdem sind die Füße, genauso wie die Hände, sehr sensible, fühlende Körperteile, die euch beim Vorantasten helfen.

Schritt 3: Nun beginnt die eigentliche Übung, bei der Ruhe herrschen sollte: Man muss sich nämlich konzentrieren. Ihr tastet euch jetzt vorsichtig an der Schnur den vorgegebenen Weg entlang und versucht zu erspüren, worauf ihr tretet, wie sich der Untergrund anfühlt und ob ihr auf der gesamten Strecke eine Veränderung der Wegbeschaffenheit bemerkt. Kleine Kinder können auf dem Seilparcours begleitet werden, falls sie sich noch unsicher fühlen.

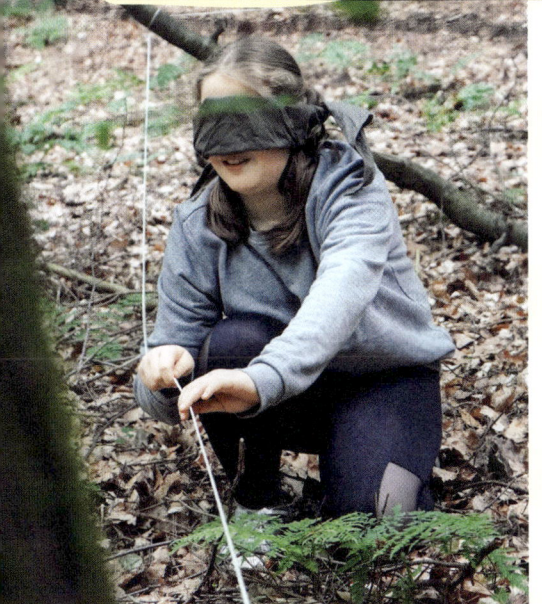
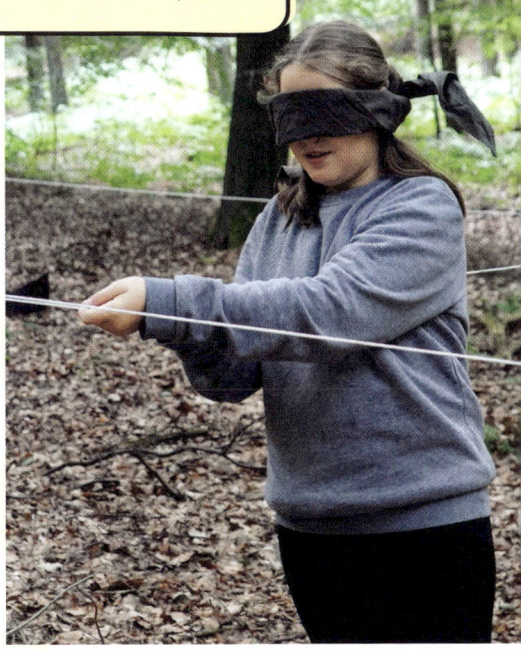

Nach zurückgelegter Strecke sprecht ihr darüber, wie es sich angefühlt hat, »blind« und barfuß an einer Schnur durch den Wald zu laufen. Versucht gemeinsam in Worte zu fassen, wie ihr selbst das Blockieren des Sehsinns durch das Augenverbinden erfahren habt und wie das Barfußlaufen sich angefühlt hat. Besonders spannend kann sein, die Strecke auch im Nachhinein noch einmal abzulaufen und zu sehen, was ihr da und dort erfühlt oder ertastet habt. Und: denkt daran, die Schnur am Ende wieder mitzunehmen.

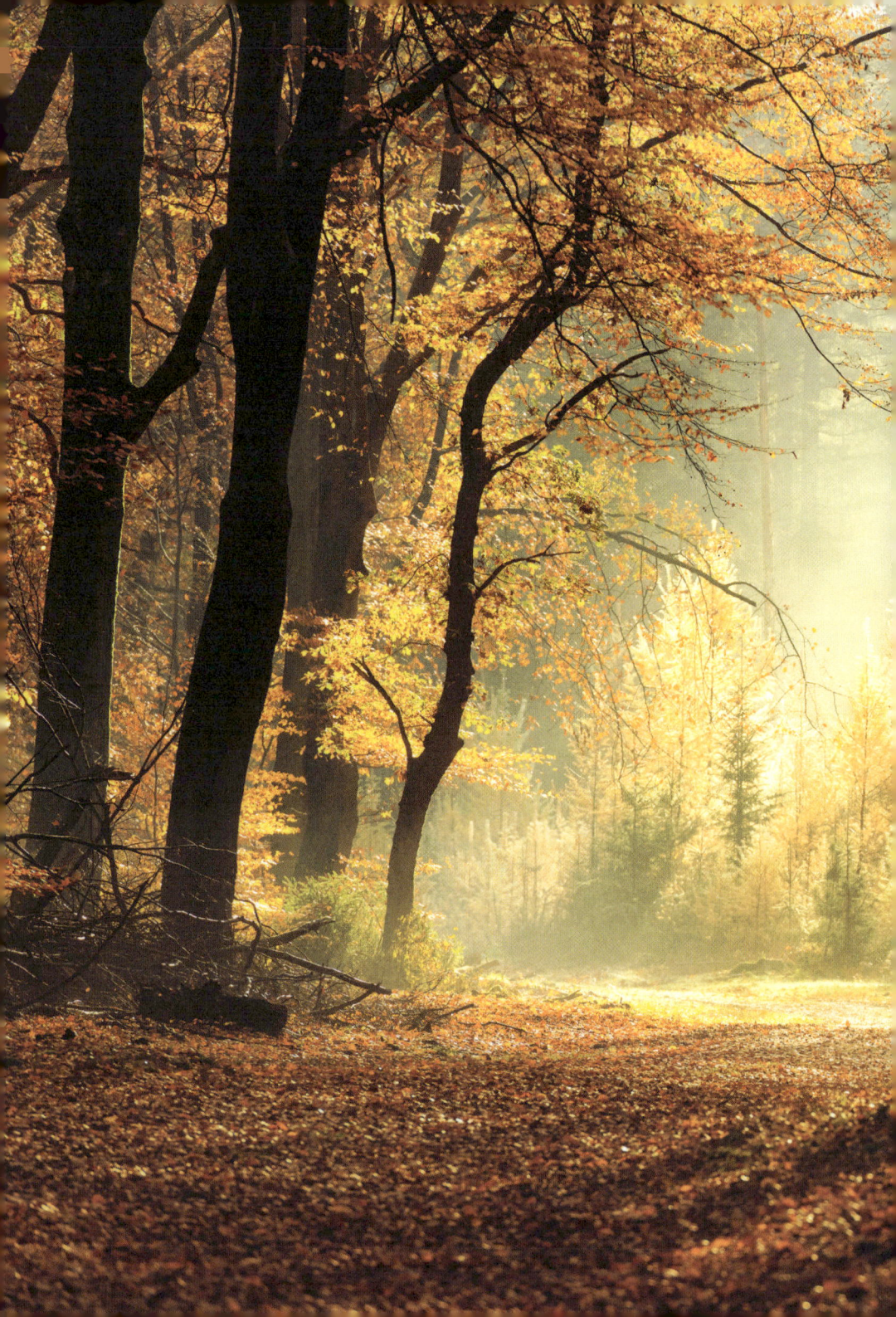

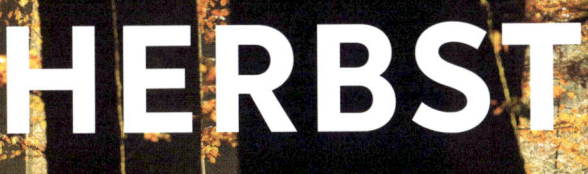

HERBST

Der Herbst wird oft als eine der schönsten Jahreszeiten beschrieben. Das sommerliche Grün der Blätter weicht langsam warmen erdigen Farbtönen, die die letzten intensiven Sonnenstrahlen des Jahres reflektieren, dazwischen setzen verschiedenste Rot- oder Orangetöne spektakuläre Akzente. Welken dann die Blätter und fallen schließlich, werden die Erkundungen im Wald noch mal zu einem ganz anderen Erlebnis. Kaum sichtbare Spinnfäden spannen sich zwischen den Zweigen und glitzern im schräg einfallenden Sonnenlicht. Im Nadelwald ist der Boden mittlerweile mit Tannen-, Kiefern- und Fichtennadeln übersät. Moose, Flechten und Pilze verströmen intensive Aromen. Zeit für neue Ausflüge in den Wald!

Ein Teil der Tierwelt ist inzwischen damit beschäftigt, sich mit Vorräten für den Winter einzudecken und diese in geeigneten Verstecken einzulagern. Eichhörnchen etwa sammeln geschäftig alles an Früchten, Samen und Nüssen, was sie finden können, beispielsweise Fichten- und Kiefernzapfen. Der Eichelhäher wiederum, ein Vogel mit einer blau schillernden Flügelfeder, spezialisiert sich – wie der Name schon sagt – auf Eicheln und weitere Nussfrüchte und versteckt diese in großräumig verteilten Depots, die er bis zum Winter füllt. Es ist eine Zeit der regen Betriebsamkeit, bevor dann später die winterliche Ruhe einkehrt. Bis dahin zeigt sich das herbstliche Wetter von seiner einfallsreichen Seite: Auf längere Schönwetterperioden folgt nasskaltes Wetter, lang anhaltender Regen, hin und wieder bildet sich in den Morgenstunden schon Raureif. Für alle, die entsprechend ausgerüstet sind, ist diese wechselhafte Witterung kein Hindernis für einen Besuch im Wald – im Gegenteil: Es gibt viel Neues zu entdecken! Jede Wetterlage hat ihre ganz besonderen Reize und bringt ungewöhnliche Einblicke in das Waldleben mit. Es gibt letztendlich nur zwei Naturphänomene, die eine Tour als definitiv unratsam und fahrlässig erscheinen lassen: Gewitter und Sturm.

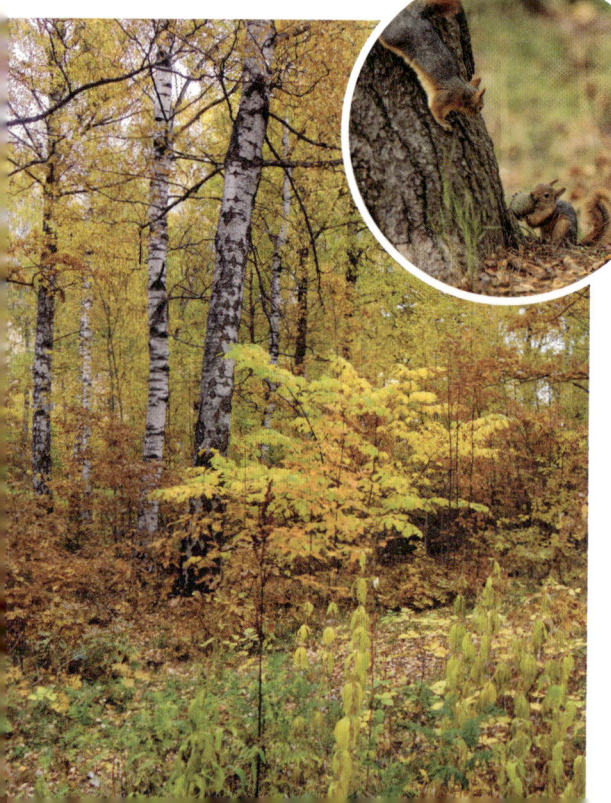

Verhalten im Wald

Sicherheit nach Stürmen
Schwere Stürme nehmen zu und ziehen unsere Waldgebiete stark in Mitleidenschaft. Während eines Sturms sollte man den Wald selbstverständlich meiden. Aber auch nach Unwettern gilt es, Vorsicht walten zu lassen. Besonders nach trockenen Sommern ist der Wald anfälliger, bei Wind weiteren Schaden zu nehmen. Angebrochene Zweige oder Äste, die sich einfach nur verhakt haben, können sich bei stärkerem Wind lösen und herunterfallen. Im Winter können Äste aufgrund der schweren Schneelast abbrechen. Richtet euren Blick hin und wieder einmal nach oben, um die Lage einzuschätzen.

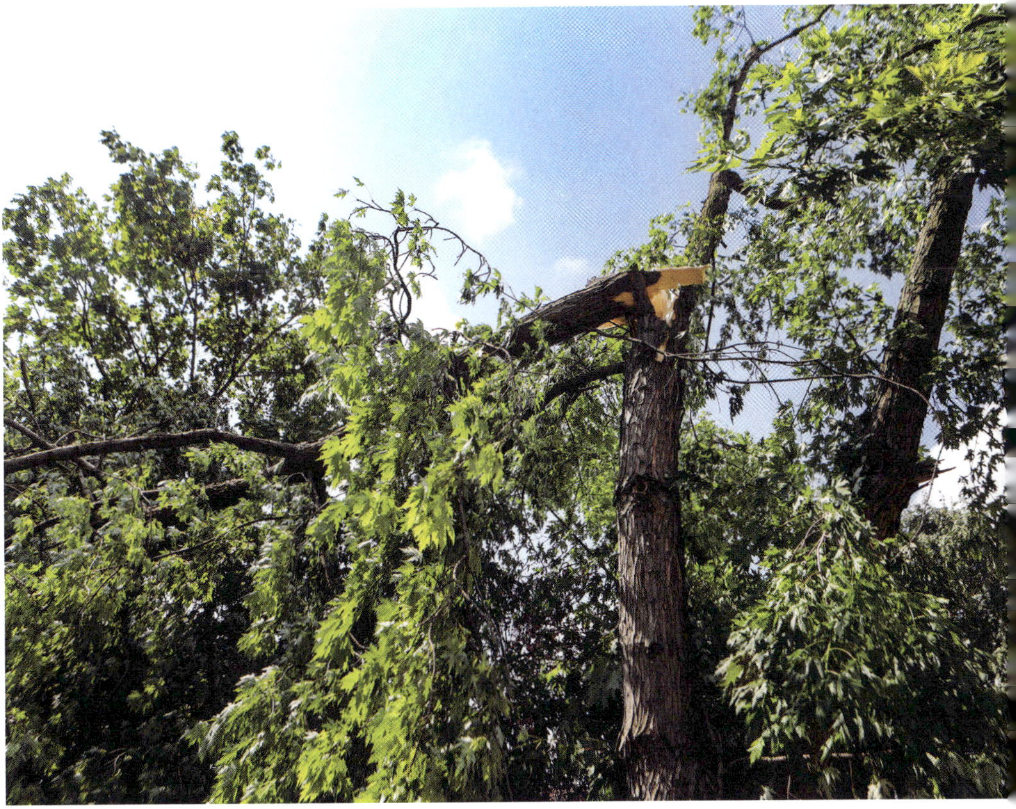

Sammeln und Basteln

Im Herbst macht das Sammeln und Basteln meist große Freude, da das Angebot reichhaltig ist: Wenn ihr im Wald unterwegs seid und den Waldboden absucht, findet ihr wunderbare Dinge, die sich bestens zum Basteln verwenden lassen: Bucheckern, Eicheln, Moos, Blätter in allen Farben und Formen oder abgefallene Rinde. Ihr könnt diese »Fundsachen« nun sorgfältig im Rucksack verwahren, sie mit nach Hause nehmen und euch dort künstlerisch ans Werk machen. Oder ihr erschafft damit ein Kunstwerk direkt auf dem Waldboden – beispielsweise ein Waldmandala. Euer Mandala wird dabei jedes Mal anders aussehen, da ihr je nach Jahreszeit immer andere Dinge vorfindet: dunkle Zapfen auf weißem Schnee, bunte Blumen oder Beeren, Blätter in allen Schattierungen.

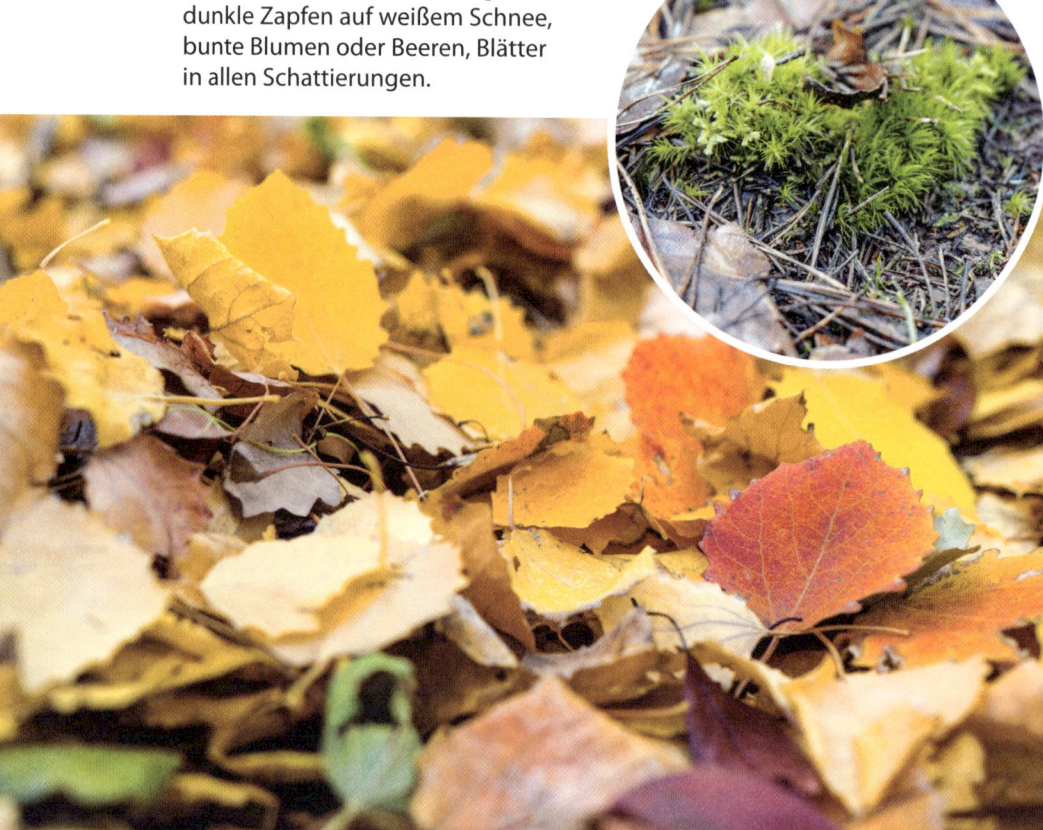

Waldmandalas

Schön ist, dass dabei alle Bestandteile des Kunstwerks im Wald bleiben, wo sie ja eigentlich auch hingehören. Hier kann jeder Einzelne von euch selbst aktiv werden, sich verschiedenste Materialien für das Kunstwerk zusammensuchen, in die Hand nehmen und betasten, dann die Dinge sortieren und entscheiden, was ihr zum Auslegen verwenden wollt.

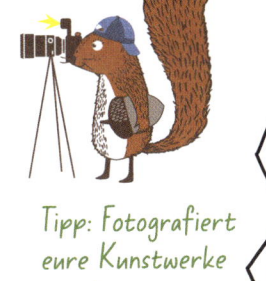

Tipp: Fotografiert eure Kunstwerke und hängt sie zu Hause als schöne Erinnerung an die Wand!

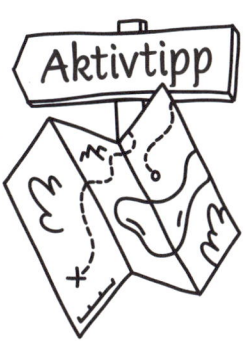

Aktivtipp

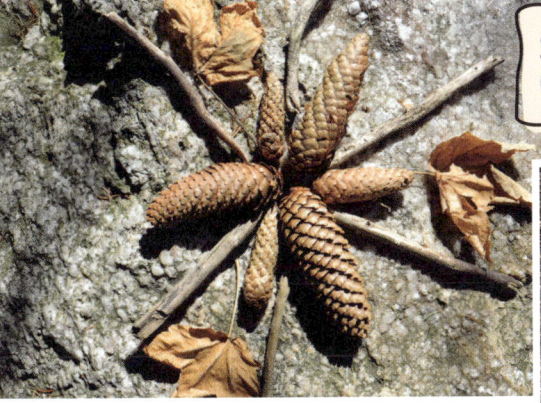

Schritt 1: Sucht euch einen schönen Ort für euer Waldmandala.

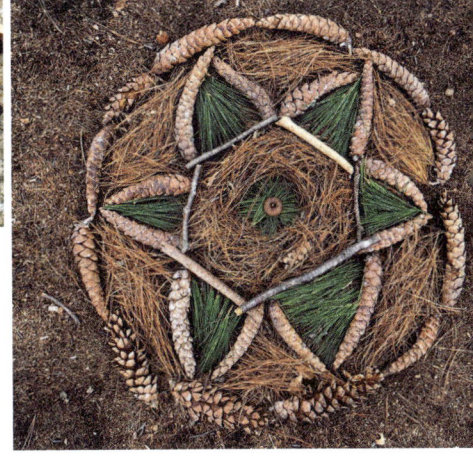

Schritt 2: Sammelt nun alles, was ihr findet, was euch gefällt oder interessant erscheint, und legt damit Muster oder Figuren auf den Boden. Ihr könnt damit spielerisch auch eine ganze Geschichte erzählen. Eurer Fantasie sind hierbei keine Grenzen gesetzt!.

Moorlandschaften

Zu den besonders spannenden Ausflugszielen im Herbst gehören Deutschlands Moorlandschaften. Diese Feuchtgebiete mit den oft angrenzenden Moorwäldern sind einzigartige Ökosysteme, die vielen seltenen Tierarten einen Lebensraum bieten. Leider sind diese faszinierenden Biotope durch Trockenlegung im Laufe der letzten Jahrhunderte selten geworden. Dennoch gibt es in Deutschland einige solcher für unser Klima bedeutsamen Landschaften: das Torfhausmoor im Harz/Niedersachsen, das Schwarze Moor im Dreiländereck Hessen, Thüringen, Bayern oder das Theikenmeer in Niedersachsen.

Im süddeutschen Raum findet sich das Murnauer Moos im Voralpenland – es gilt als das größte zusammenhängende Moorgebiet Mitteleuropas. Auch Mecklenburg-Vorpommern hat mit ca. 300 000 Hektar eine moorreiche Landschaft zu bieten, beispielsweise in den Naturschutzgebieten Ribnitzer Großes Moor und Grambower Moor.

Moore sind unabdingbar für einen erfolgreichen Umweltschutz, gelten sie doch als größter Kohlenstoffspeicher. Aus diesem Grund versucht man auch, trockengelegte Moore zu renaturieren.

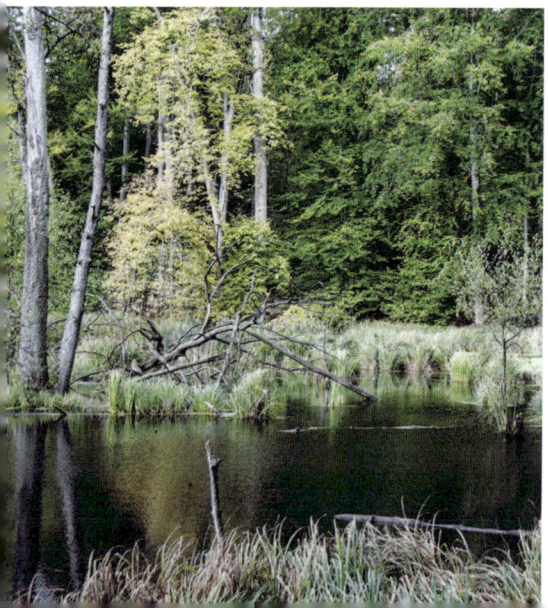
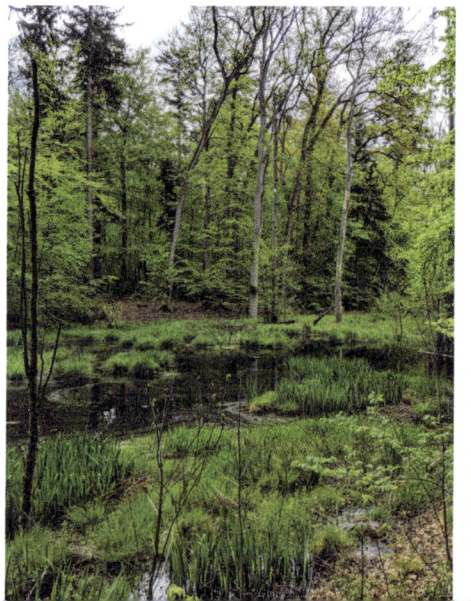

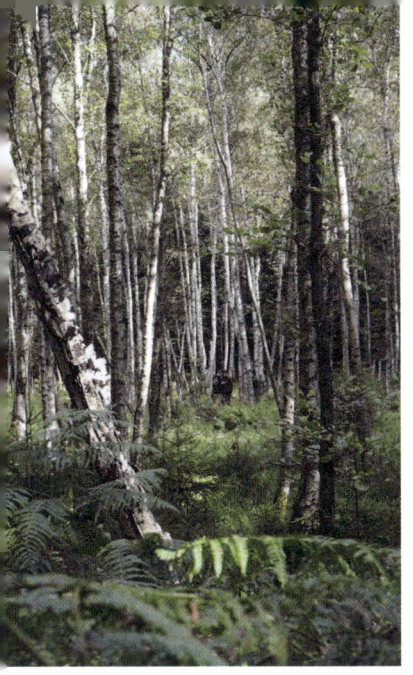

Auch die Tier- und Pflanzenwelt ist hier eine besondere: so haben sich speziell angepasste Baumarten entwickelt, wie es zum Beispiel bei der Moorbirke der Fall ist. Auch Torfmoose und Zwergsträucher sind typisch für diese feuchten Böden.

In den artenreichen Moorlandschaften trifft man auf Tiere, die sich in »normalen« Wäldern eher selten bis gar nicht beobachten lassen. So finden hier viele Froscharten und Vögel wie die Sumpfohreule einen idealen Lebensraum. Der Boden dieser feuchten Biotope besteht aus verrottenden Naturmaterialien, was auch der Grund dafür ist, dass es in Moorgebieten an manchen Stellen intensiv riecht – eine Begleiterscheinung natürlicher Prozesse. Das stehende Wasser ist durch absterbende Pflanzenstoffe meist braun gefärbt. Die meisten Moore sind über Stege, Lehrpfade oder Wanderwege begehbar. Oft findet man auch einen Aussichtsturm. Es lohnt sich, diese geheimnisvolle Welt ein bisschen besser kennenzulernen und zu erforschen!

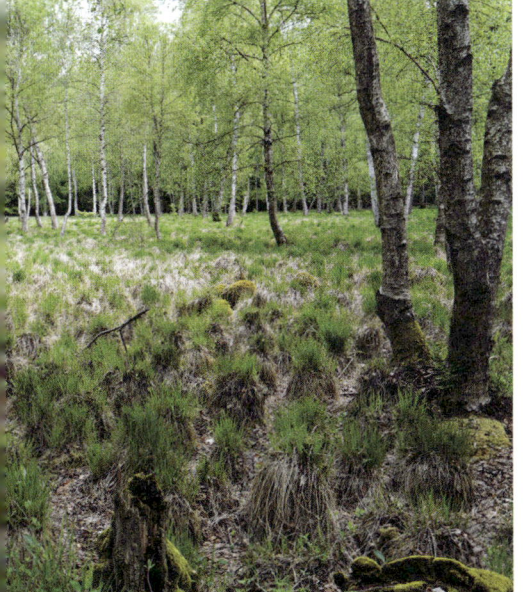

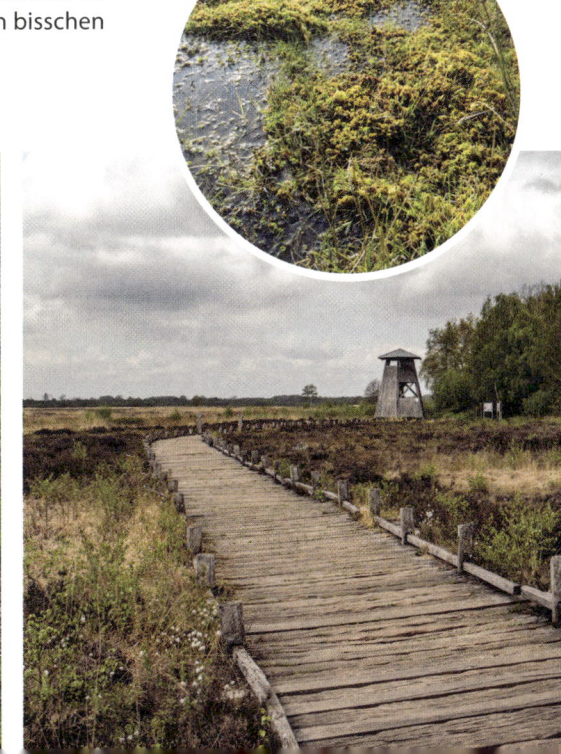

Kranichwanderung

In Deutschland machen sich jedes Jahr im Herbst etwa 50 Millionen Zugvögel auf die Reise in wärmere Gegenden. Unter ihnen der Kuckuck, die Rauchschwalbe, Feldlerche, Singdrossel, Nachtigall oder auch der Storch. Stare beispielsweise bilden riesige Schwärme, bevor sie ihre Reise in den Süden antreten. Selbst über städtischen Gebieten kann man dieses Naturspektakel vielerorts beobachten.

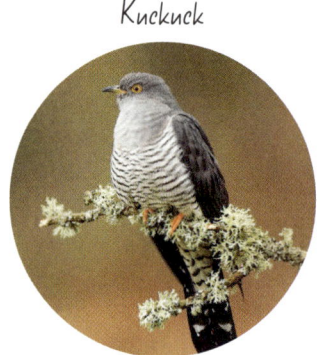
Kuckuck

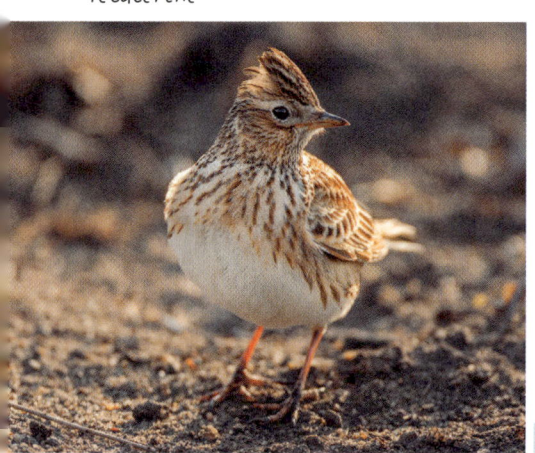
Feldlerche

Auch Kraniche fliegen in sehr großen Schwärmen in ihre Überwinterungsgebiete. Zwischen September und November sammeln sich Tausende dieser Vögel vor allem im Norden und Nordosten Deutschlands. Einer ihrer wichtigsten Rast- und Sammelplätze ist der Nationalpark Vorpommersche Boddenlandschaft – hier werden jährlich bis zu 70 000 dieser Tiere gezählt. Hier treffen – in dieser Mischung einzigartig für Deutschland – verschiedene Landschaftsformen aufeinander:

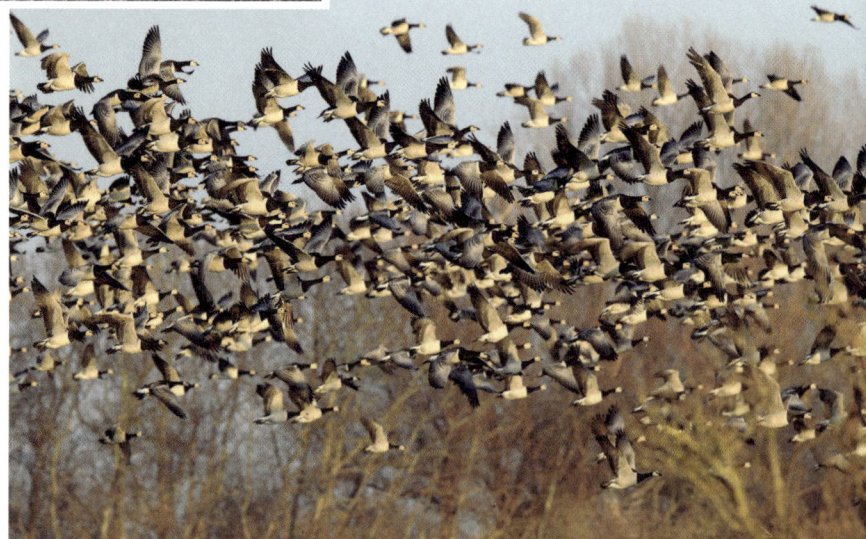
Nonnengänse

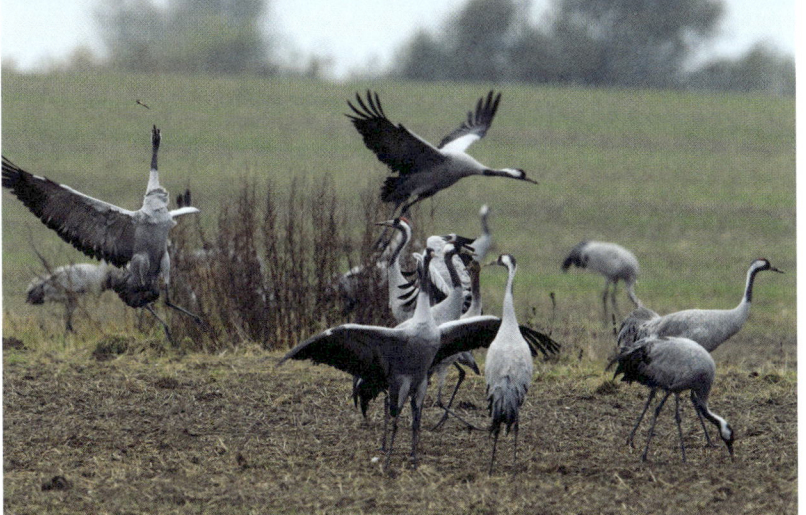

Kraniche

Flache Küstengewässer der Ostsee (Bodden) grenzen an Waldgebiete, die bis zum Strand reichen.

Auch Rothirsche finden in der einzigartigen Boddenlandschaft des Nationalparks einen idealen Rückzugsort. Von September bis Ende Oktober sind die Hirsche in der Brunft, das heißt sie paaren sich. Wenn ihr im Herbst im Wald unterwegs seid, könnt ihr daher mit etwas Glück ein seltenes Naturschauspiel erleben – oder besser gesagt hören: das Röhren der Rothirsche. Diese Tiere bekommen wir Menschen zwar selten zu Gesicht, da Rothirsche sehr scheu sind und außerordentlich gut hören können. Wir können aber ihre lauten Brunftschreie bereits aus der Ferne hören.

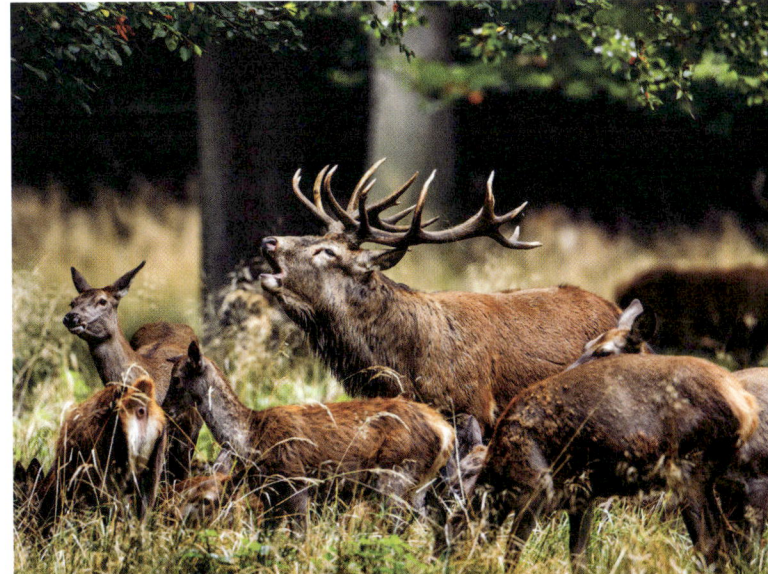

Rotwild

Der Rothirsch
Superkraft Hören

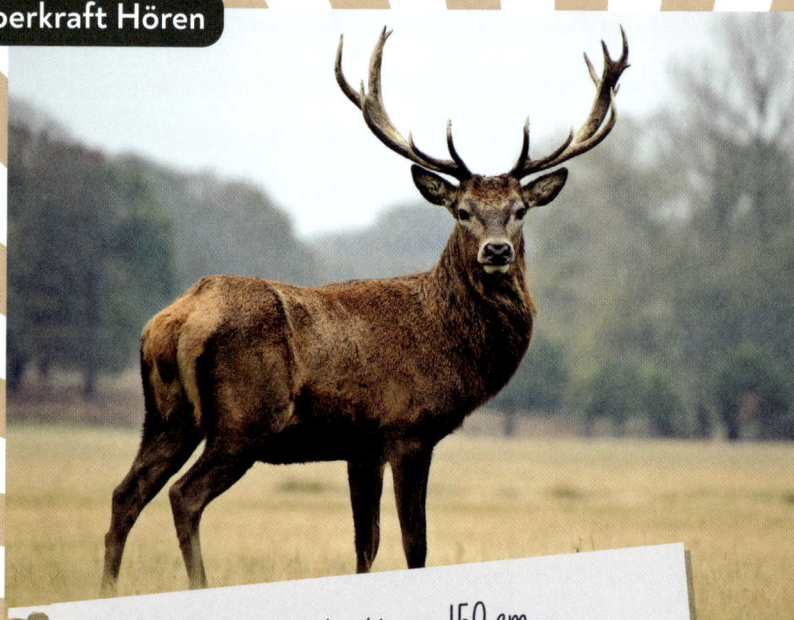

Größe: Schulterhöhe bis zu 150 cm

Gewicht: bis 200 kg

Nahrung: Gräser, Kräuter, Blätter, Früchte

Feinde: Wolf, Luchs

Lebensraum: Lichte Wälder und offene Landschaften, Moore

Ordnung: Paarhufer

Familie: Hirsche

Wissenschaftlicher Name: Cervus elaphus

Der Rothirsch trägt ein beeindruckendes Geweih und wird daher manchmal auch der »König der Wälder« genannt. Dabei ist er eigentlich ein Steppentier. Hat er die Wahl, zieht er offene, weite Landschaften dem Wald vor.

In der Brunftzeit treiben die Männchen die Weibchen zusammen, um sich mit ihnen zu paaren. Das laute Röhren eines Rothirsches ist dabei über weite Strecken zu hören, es signalisiert im Wettstreit mit anderen seine Kraft. Wenn sich zwei gleich starke männliche Tiere begegnen, kann es zu einem Kampf kommen. Ebenso wie das Röhren, könnt ihr das Aneinanderknallen der Geweihe hören, wenn ihr aufmerksam lauscht. Ernste Verletzungen sind jedoch selten, da der Schwächere schnell die Flucht ergreift. Wenn man sich sehr leise an die Brunftplätze heranschleicht, ist es sogar möglich, das imposante Spektakel aus der Ferne zu beobachten.

Der Rothirsch kann nicht nur gut sehen und außerordentlich gut riechen. Um in der Wildnis überleben zu können, hat sich beim Hirsch auch das Hören zur Superkraft entwickelt, seine Ohren sind zum Präzisionswerkzeug geworden. Er kann Gefahren »mit den Ohren erkennen«.

Die im Folgenden vorgestellten Übungen sollen euch auf eine spielerische Art bewusst machen, welche Bedeutung jede einzelne Sinneswahrnehmung für uns und andere Lebewesen hat und dass ihr eure Sinne trainieren und schärfen könnt.

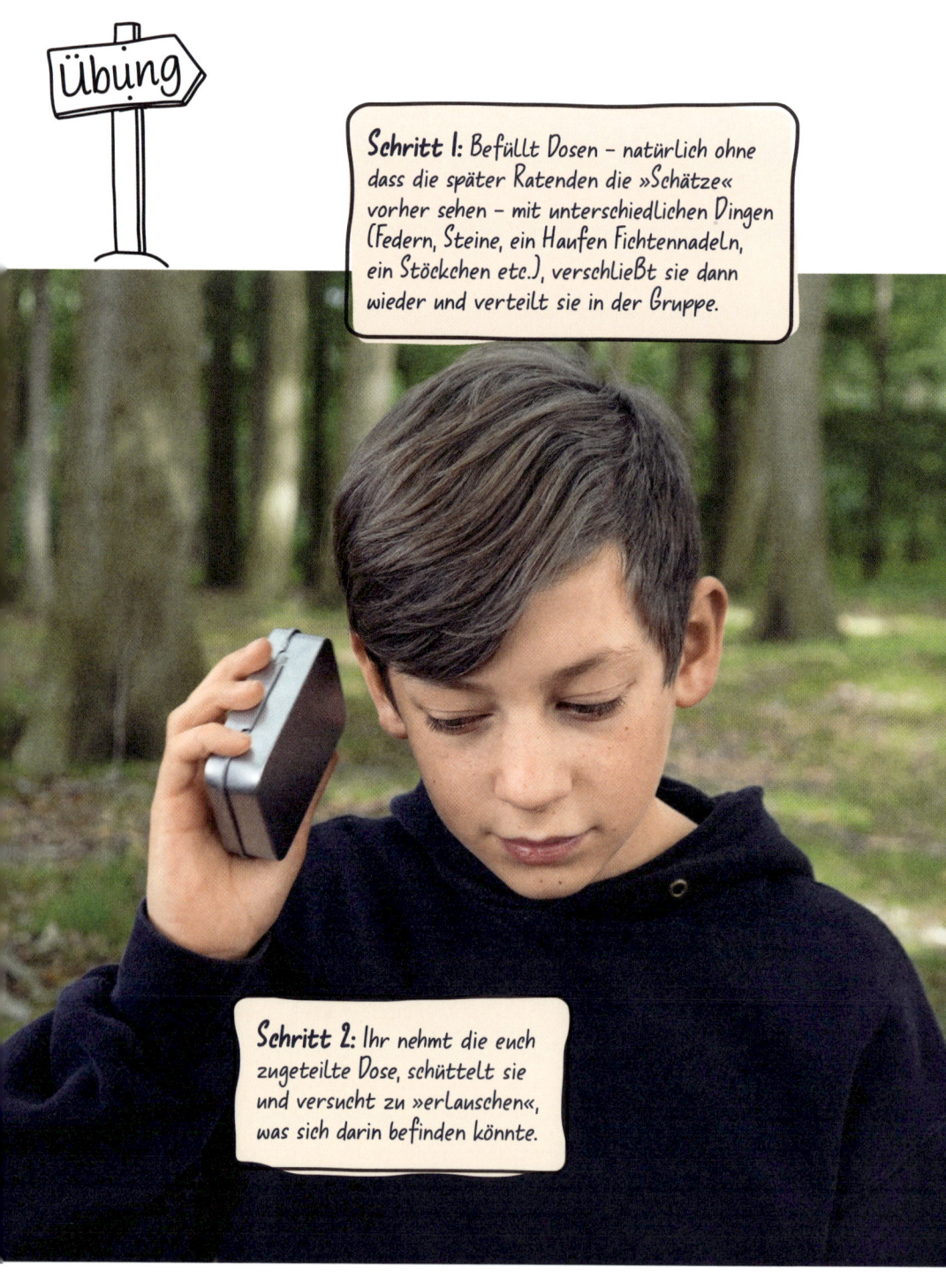

Übung

Schritt 1: Befüllt Dosen – natürlich ohne dass die später Ratenden die »Schätze« vorher sehen – mit unterschiedlichen Dingen (Federn, Steine, ein Haufen Fichtennadeln, ein Stöckchen etc.), verschließt sie dann wieder und verteilt sie in der Gruppe.

Schritt 2: Ihr nehmt die euch zugeteilte Dose, schüttelt sie und versucht zu »erlauschen«, was sich darin befinden könnte.

Dosenhören

Wichtig: Nehmt euch genug Zeit zu beschreiben, wie sich das »Rätsel« in der Dose anhört, womit die Geräusche vergleichbar sind, was vielleicht ähnlich klingt.

Ihr benötigt:
2–4 kleinere Dosen (die Behälter dürfen nicht durchsichtig sein, kleine Pappschachteln funktionieren auch)

Macht es so wie Sherlock Holmes, der langsam, aber sicher alle einzelnen Informationen aneinanderreiht, Möglichkeiten gegeneinander abwägt und dann auf eine wahrscheinliche Lösung zusteuert. Dabei darf sich unter euch Forschenden gerne ein Gespräch entwickeln.

Ich mag den Wald!

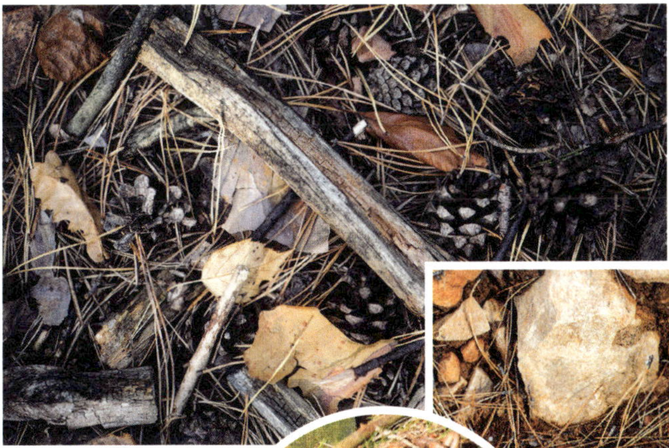

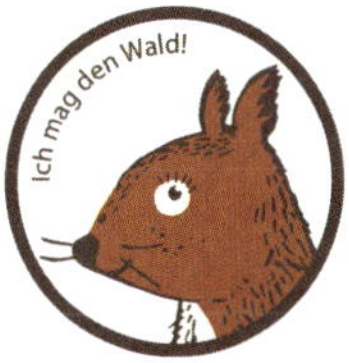

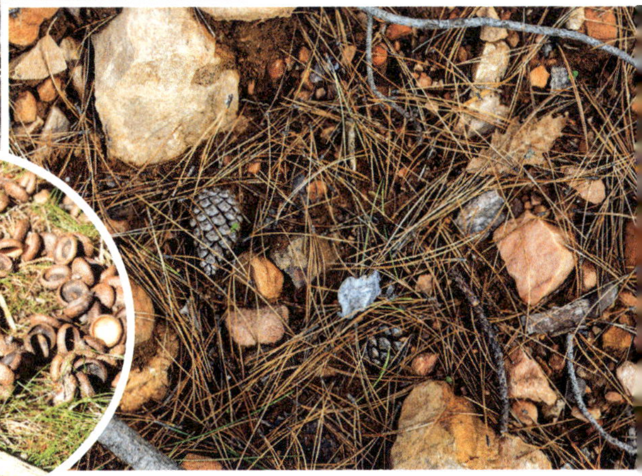

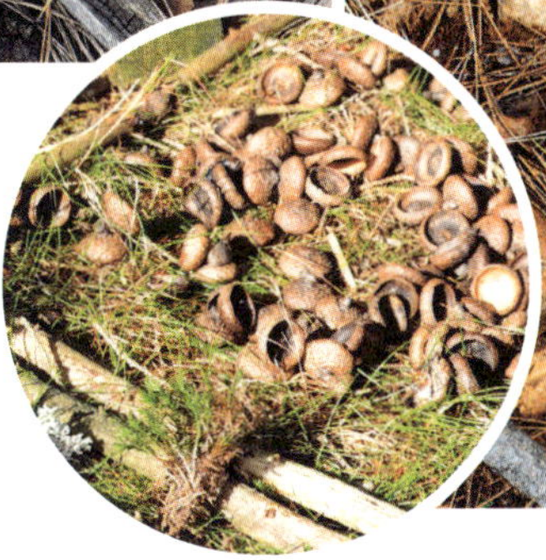

Superkraftübung!

Richtungshören

Diese Übung ist eine Variante des Seilparcours (S. 54), nur wird hier das Seil durch akustische Signale, denen man folgen muss, ersetzt.

Ihr benötigt:
- ein Tuch o. Ä. zum Verbinden der Augen
- 2 Stöcke aus Holz

Schritt 1: Ihr verbindet einer Person die Augen. Eine andere Person entfernt sich etwa 30 bis 40 Meter von der Gruppe und schlägt am Zielpunkt fortwährend mit den beiden Stöcken aufeinander. Die Distanz könnt ihr natürlich je nach Können und Alter der Mitspielenden verlängern oder verkürzen.

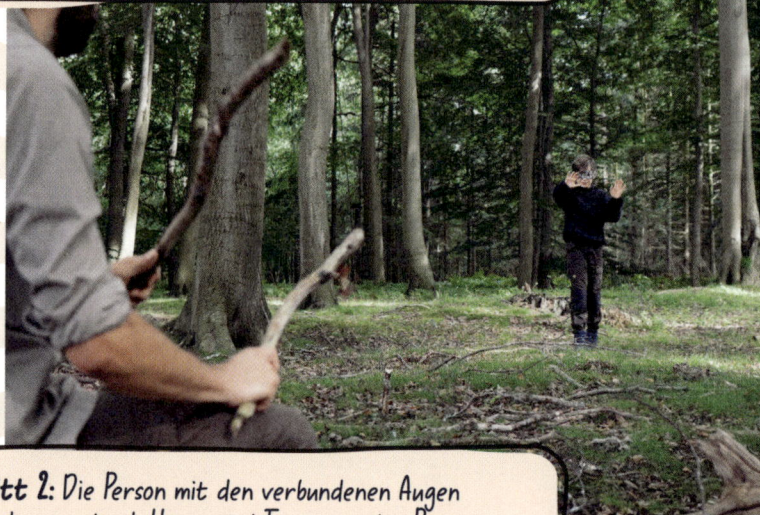

Schritt 2: Die Person mit den verbundenen Augen versucht nun durch Hören und Tasten zu der Person mit den Stöcken zu gelangen. Jüngere Kinder können hier gerne wieder begleitet werden. Sucht euch für den Gehörpfad am besten ein gut begehbares Gelände aus.

Während des Spiels ist es jederzeit in Ordnung, die Augenbinde abzunehmen und das Spiel abzubrechen, falls ihr euch unwohl fühlt.

Auch bei dieser Übung werdet ihr die Erfahrung machen, dass sich Hören und Tasten intensivieren, sobald ihr nichts mehr seht. Eure Sinne ergänzen sich normalerweise und greifen alle ineinander, ohne dass ihr es merkt. Sobald ein Sinn wegfällt, hier das Sehen, nehmt ihr andere Empfindungen ausgeprägter wahr.

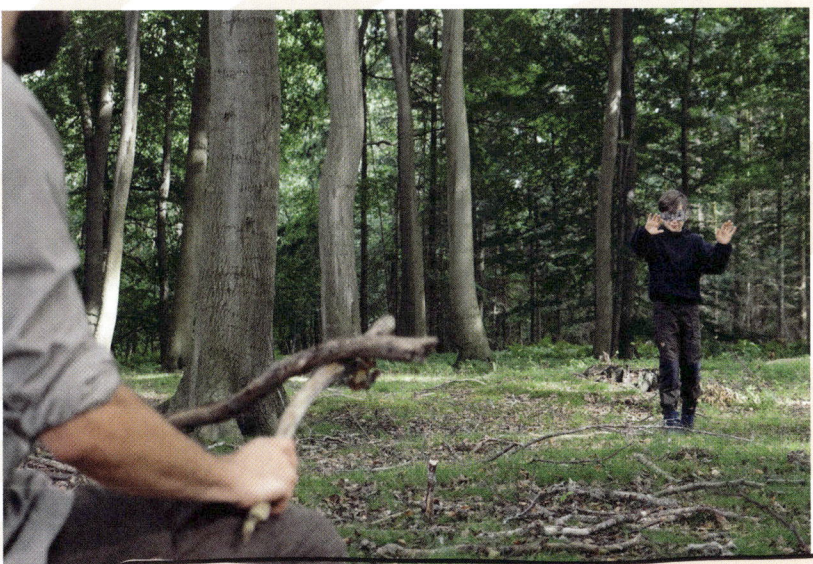

Schritt 3: Setzt euch am Ende zusammen und sprecht über die verschiedenen Etappen des Weges.
- Wie haben sich verschiedene Bäume angefühlt?
- Was konnte man ertasten und wiedererkennen?
- Welche Gefühle hat die vorübergehende Blindheit ausgelöst?

Auch über Ängste und Aha-Erlebnisse könnt ihr euch austauschen:
- Wie war es eigentlich für die Person, die gefunden werden musste?
- Wie hat sie den Parcours erlebt?
- Hat sie mitgefiebert?
- Ist sie unruhig geworden, wenn ihr euch beim Hör-Tasten für die falsche Richtung entschieden habt oder etwas orientierungslos wurdet?

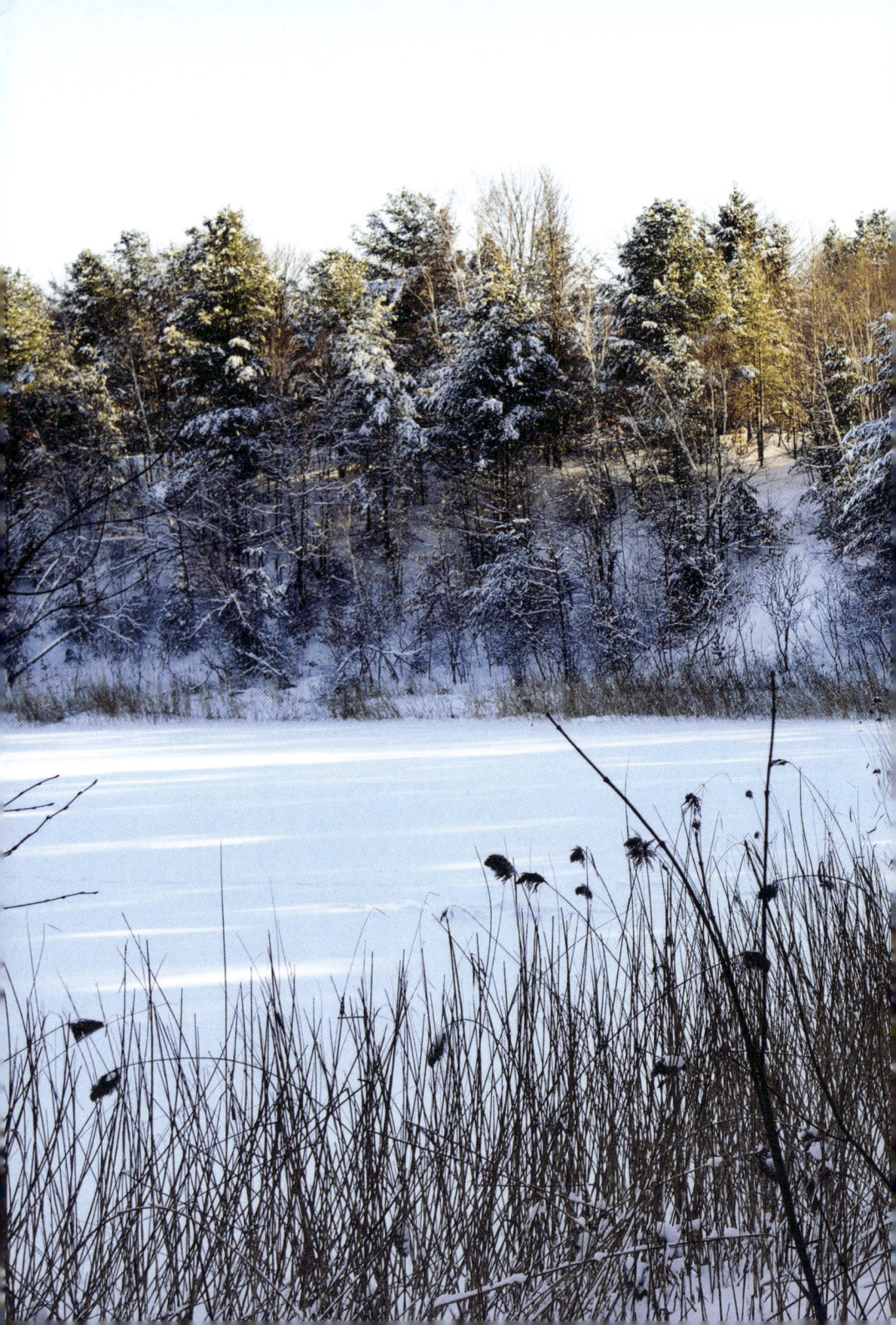

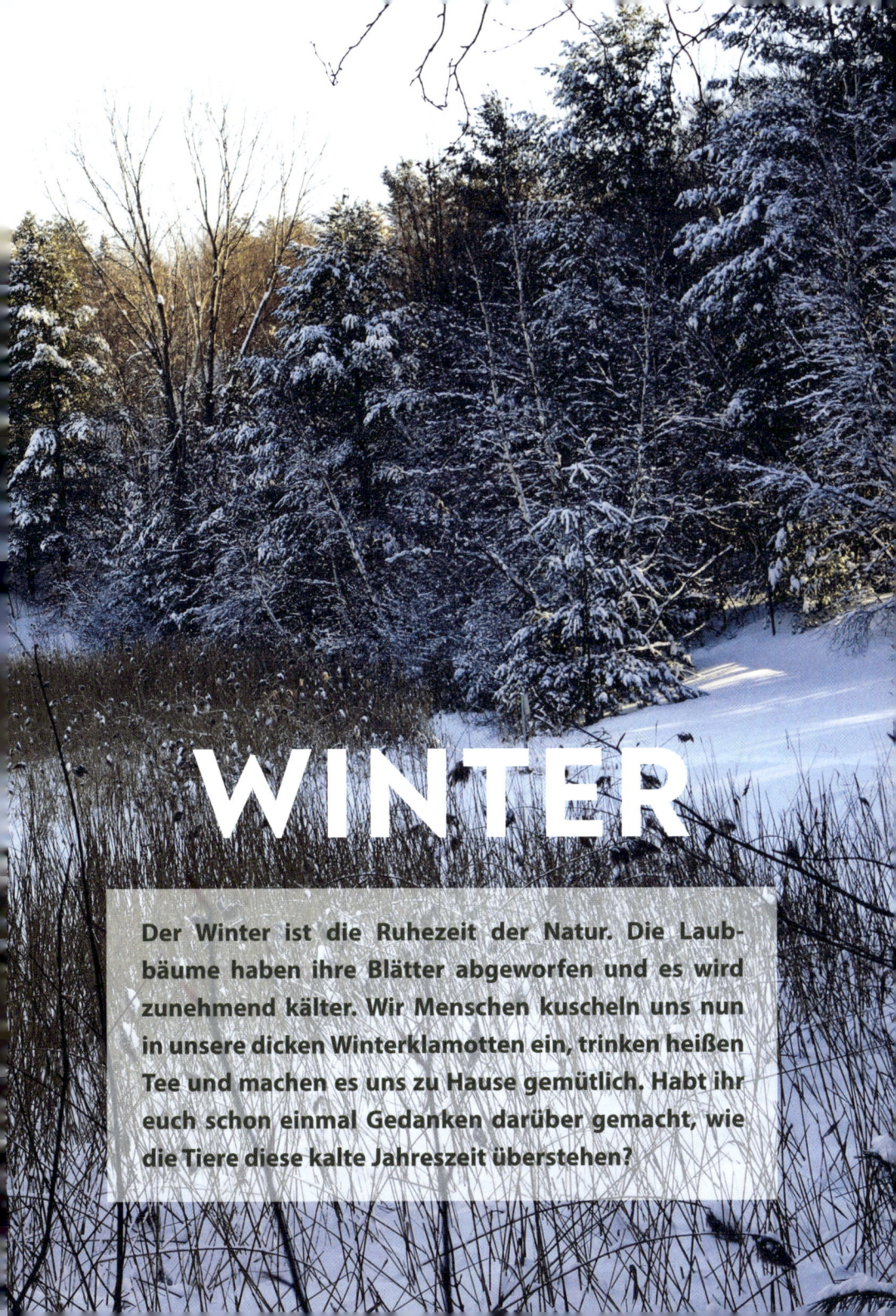

WINTER

Der Winter ist die Ruhezeit der Natur. Die Laubbäume haben ihre Blätter abgeworfen und es wird zunehmend kälter. Wir Menschen kuscheln uns nun in unsere dicken Winterklamotten ein, trinken heißen Tee und machen es uns zu Hause gemütlich. Habt ihr euch schon einmal Gedanken darüber gemacht, wie die Tiere diese kalte Jahreszeit überstehen?

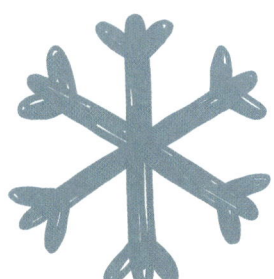

Auch Tiere haben gute Methoden, sich vor Eis und Kälte zu schützen. Einige Tiere, wie beispielsweise Fledermäuse oder Igel, ziehen sich in ihre Bauten und Nester zurück und verringern ihre Körperfunktionen auf das Notwendigste: Sie halten einen richtigen Winterschlaf. Andere Waldbewohner, Eichhörnchen zum Beispiel, sind im Winter weniger aktiv und begeben sich in einen Ruhezustand, um in der Kälte weniger Energie zu verbrauchen. Sie befinden sich dann in der Winterruhe, die aber hin und wieder durch einen Ortswechsel oder Futtersuche unterbrochen wird. Viele Vögel hingegen fliegen in den Süden, um dort in wärmeren Gegenden die kalte Jahreszeit zu überbrücken.

Die Tiere, die zurückgeblieben sind und weiterhin aktiv bleiben, haben sich durch ein warmes Winterfell oder Federkleid der mitunter frostigen Kälte angepasst und bedienen sich an ihren angesammelten Futtervorräten oder dem spärlich gewordenen Nahrungsangebot der kargen Landschaft. Lediglich die Nadelhölzer scheinen den Veränderungen zu trotzen und bewahren sowohl ihre Farbe als auch ihre Gestalt.

Auch für die Menschen war der Winter früher eine Phase der Ruhe, des Sich-Zurückziehens und der Besinnung. Bedingt durch die kürzeren Tage und das Fehlen einer angemessenen Lichtquelle war der

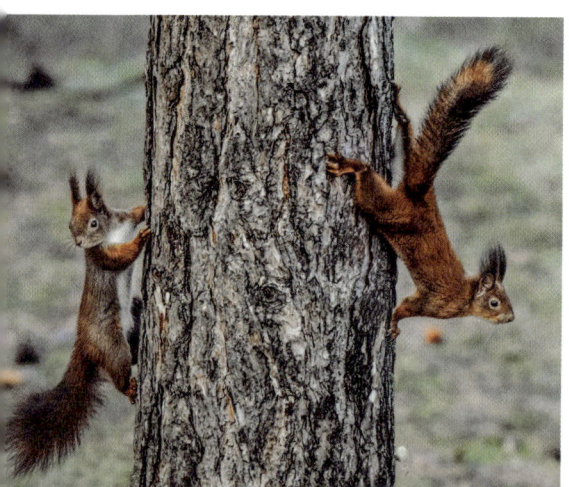

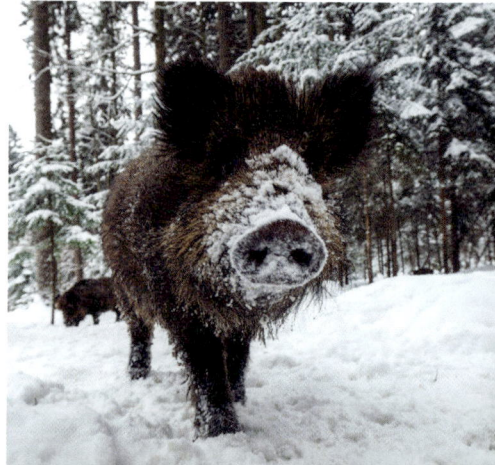

Tagesablauf in der kalten Jahreszeit früher noch ein völlig anderer. Erst durch die Erfindung des elektrischen Lichts wandelte sich die Situation. Vorher rückte man in den Familien und Dorfgemeinschaften enger zusammen, versammelte sich in der Dunkelheit um das wärmende, Licht spendende Herdfeuer und erzählte sich gegenseitig Geschichten, die von Abenteuern, sagenhaften, mythischen Gestalten und den Erlebnissen des vergangenen Jahres handelten. Nicht selten spielten darin auch unsere Wälder eine Rolle. Bis zum heutigen Tag hat sich diese Tradition des Geschichtenerzählens vor allem in der Weihnachtszeit aufrechterhalten.

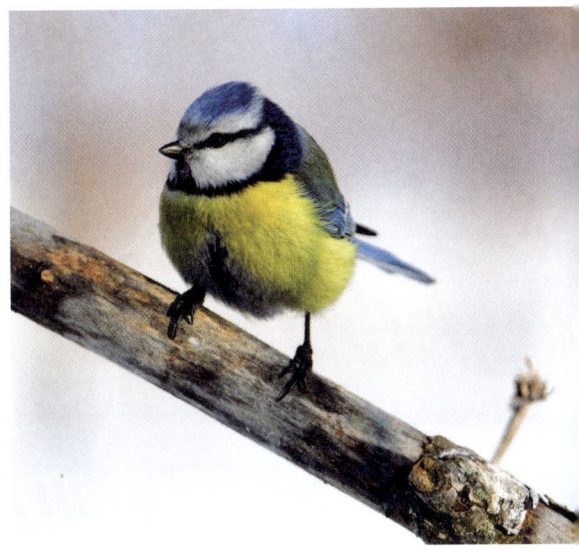

Blaumeise

Verhalten im Wald

Behutsames Beobachten

Im Winter wirkt der Wald oft sehr still, da viele Tiere sich zurückgezogen haben oder den Winter an einem wärmeren Ort verbringen. Der Schein trügt jedoch, denn es gibt auch jetzt viel zu entdecken, wenn ihr euch behutsam anpirscht und beobachtet. Und das winterliche Erscheinungsbild des Waldes bringt einen großen Vorteil im Vergleich zu den anderen Jahreszeiten mit sich: durch das lichte Unterholz lässt sich tiefer in den Wald hineinsehen und somit kann man die Waldbewohner auch aus größerer Entfernung beobachten. Es gibt viele Vogelarten, die im Winter bei uns bleiben und die ihr jetzt gut beobachten könnt. Außerdem hinterlassen die Tiere auf ihrem Weg durch den Wald zahlreiche Spuren, die ihr im Winter besonders gut sehen und verfolgen könnt.

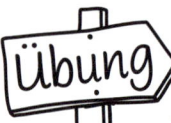

Baumfinden

Ihr benötigt hierfür: ein Tuch o. Ä. zum Verbinden der Augen

Die Übung lässt sich in jeder Jahreszeit gut durchführen – auf den Fotos seht ihr einen sommerlichen Wald. Aber auch bei einem winterlichen Ausflug könnt ihr euch einmal den Bäumen widmen. Sicherlich habt ihr auch im Frühjahr und Sommer schon bemerkt, dass die verschiedenen Baumarten sehr unterschiedlich aussehen. Im Winter kann man sie nicht mehr so gut voneinander unterscheiden, vor allem Laubbäume, da bei ihnen nun die Blätter fehlen. Es gibt trotzdem viele Merkmale, die ganz unterschiedlich sind: Wuchsform, Größe, Anordnung und Anzahl der Äste, Geruch und vor allem auch die Rinde unterscheiden sich stark voneinander. Schaut euch die Bäume in der Umgebung einmal genauer an und dann stellt euren Tast- und Geruchssinn auf die Probe:

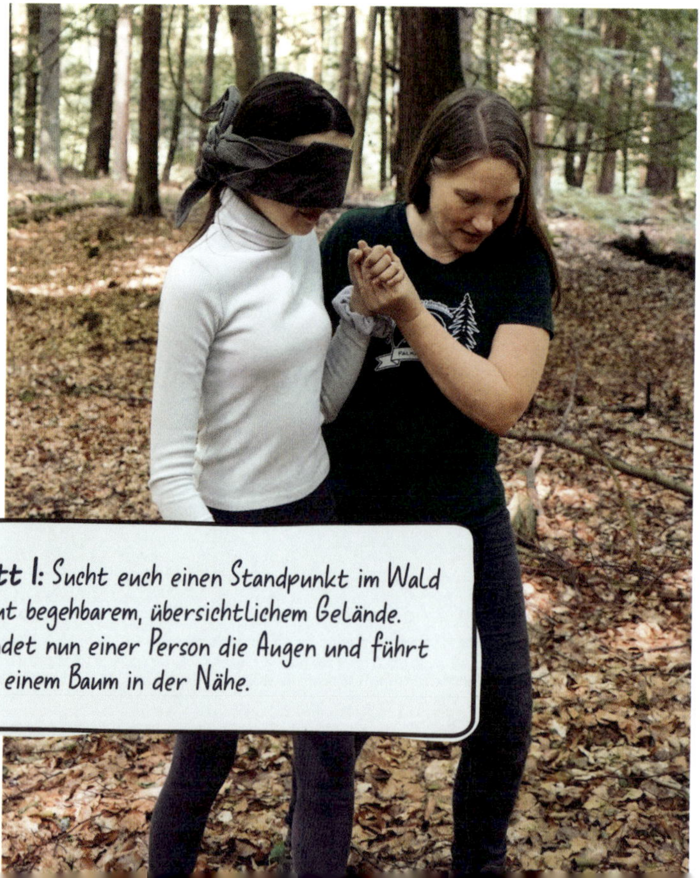

Schritt 1: Sucht euch einen Standpunkt im Wald auf gut begehbarem, übersichtlichem Gelände. Verbindet nun einer Person die Augen und führt sie zu einem Baum in der Nähe.

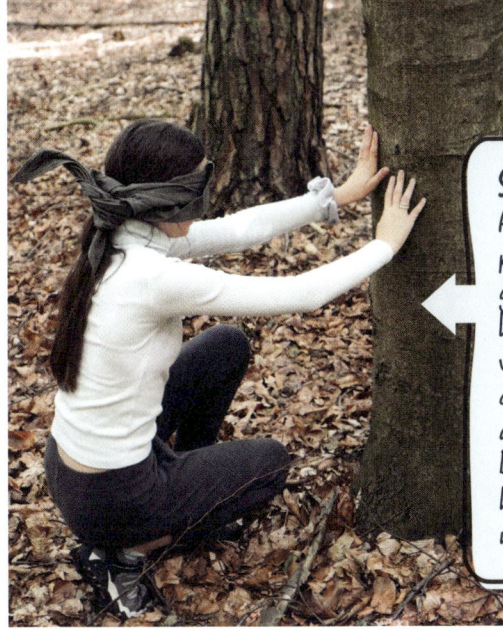

Schritt 2: Betastet mit verbundenen Augen nun den ausgewählten Baum und prägt euch seine Eigenschaften möglichst genau ein: die Struktur der Rinde, die Dicke des Baumes und daraus folgernd vielleicht auch die ungefähre Höhe. Achtet dabei auf besondere Details, beispielsweise auf Wurzeln am Boden, abstehende Äste, Blätter oder Gerüche. Wenn ihr wollt, könnt ihr auch die Beschaffenheit der unmittelbaren Umgebung miteinbeziehen.

Mit etwas Übung verbessern sich eure Aufmerksamkeit und damit eure detektivischen Fähigkeiten sehr schnell und bald seid ihr in der Lage, auch etwas schwierigere Aufgaben zu lösen. Ihr könnt dann zum Beispiel den Suchradius vergrößern oder mehrere Bäume in der richtigen Reihenfolge finden.

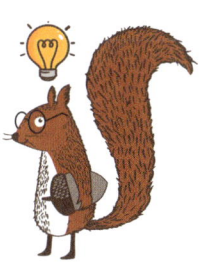

TIPP: Wählt einen Baum aus, der sich von den anderen unterscheidet, Nadelbäume sind sich oft sehr ähnlich.

Schritt 3: Geht nun gemeinsam wieder zurück zum Startpunkt und nehmt die Augenbinde ab. Jetzt beginnt die eigentliche Detektivarbeit: Findet den »richtigen Baum« wieder! Versucht euch zu erinnern: Wo seid ihr Langgegangen, habt ihr vielleicht die Schritte gezählt? Gab es spürbare Hindernisse auf dem Weg? Wie hat sich die Rinde angefühlt – rau oder eher glatt? War der Stamm dick oder dünn? Konntet ihr Blätter oder Nadeln ertasten?

Spurenlesen

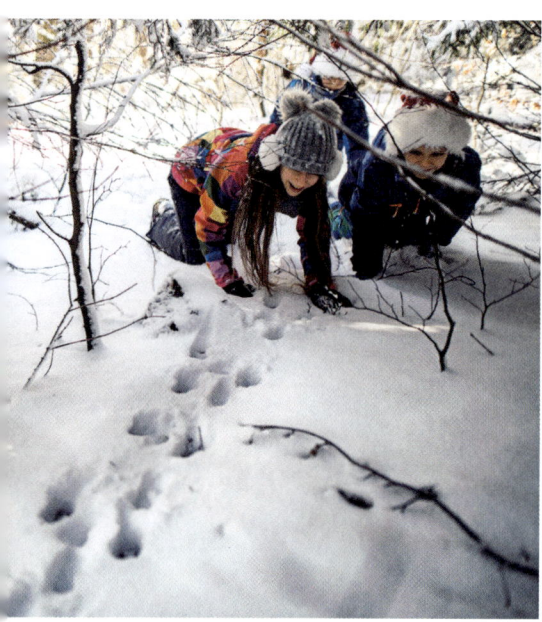

Alle Tiere – und Menschen –, die sich im Wald fortbewegen, hinterlassen Abdrücke auf dem Waldboden. Der Winter bietet gute Bedingungen, um im Wald auf Spurensuche zu gehen, da der Boden jetzt oft feuchter und weicher ist als im Sommer. Im Schnee lassen sich Spuren oft besonders gut erkennen, auch von kleineren Tieren, deren Trittsiegel sonst eher schwer zu entdecken sind, wie beispielsweise von Eichhörnchen, Mäusen oder Vögeln.

Für den Anfang ist es empfehlenswert, sich auf das Erkennen von unterschiedlichen Tierspuren zu konzentrieren und nach Fußabdrücken zu suchen, die ihr vielleicht schon kennt und voneinander unterscheiden könnt – wie etwa die vom Reh, Wildschwein, Fuchs oder Hirsch.

Wenn ihr nicht wisst, welches Tier die Spur, die ihr gefunden habt, hinterlassen hat, könnt ihr die Trittsiegel, so nennt man die Abdrücke der Tierfüße, zusammen mit dem direkt danebenplatzierten Lineal (findet ihr auf der Umschlagseite dieses Buches) zunächst einmal fotografieren. Zu Hause recherchiert ihr dann gemeinsam, von welchen Tierarten diese Spuren stammen könnten. Habt ihr kein Lineal zur Hand, dann legt am besten etwas daneben, dessen Größe ihr später nachmessen könnt (z. B. Schlüssel, Handschuh oder Münzen).

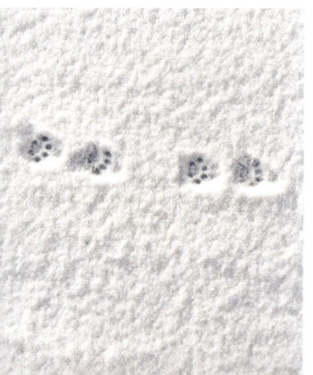
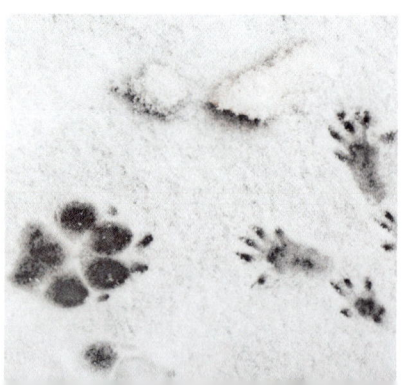
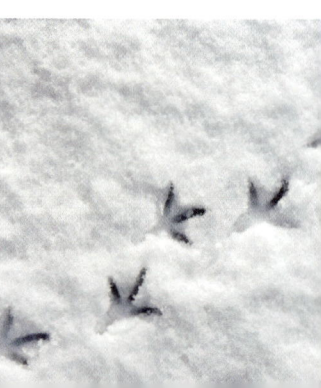

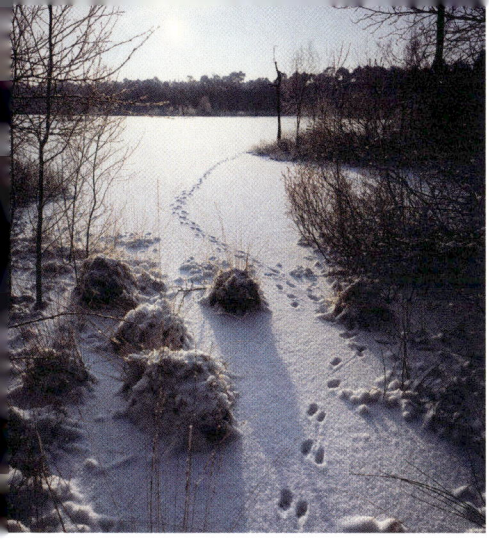

Mit »Spuren« meint man übrigens nicht nur die Trittsiegel der Tiere, sondern auch Fraßspuren, Kratz- und Wühlspuren oder Kot. Auch Federn, Fell, angeknabberte Zapfen oder abgeschälte Rinde geben euch entscheidende Hinweise auf die Tierwelt vor Ort. Mit ein wenig Übung könnt ihr schon bald analysieren, wer hier durch den Wald gelaufen ist.

Wo findet man Spuren im Wald?

Grundsätzlich kann man sagen, dass Spuren überall zu finden sind, aber es gibt natürlich Hotspots. Das sind zum einen Wege, die von verschiedenen Tieren regelmäßig benutzt werden. Diese »verkehrsreichen« Trampelpfade werden »Wildwechsel« genannt. Da sie mitunter auch Wanderwege kreuzen, könnt ihr bei eurem Spaziergang durch den Wald immer wieder mal schauen, ob ihr links und rechts des Weges Spuren entdeckt. Auch direkt auf den Wanderwegen findet ihr Trittsiegel. Tiere benutzen diese Pfade oft in der Nacht, weil sie gut begehbar sind. Im Schnee ist das natürlich besonders gut zu erkennen. Aber auch im Sommer kann man die leicht ausgetretenen 20 bis 30 Zentimeter breiten Gänge entdecken. Zum anderen herrscht immer dort eine besonders hohe Artenvielfalt, wo zwei unterschiedliche Lebensräume aneinandergrenzen, Wald und Feld beispielsweise. An diesen Orten kann man sowohl Waldtiere als auch auf dem Feld lebende Tiere antreffen.

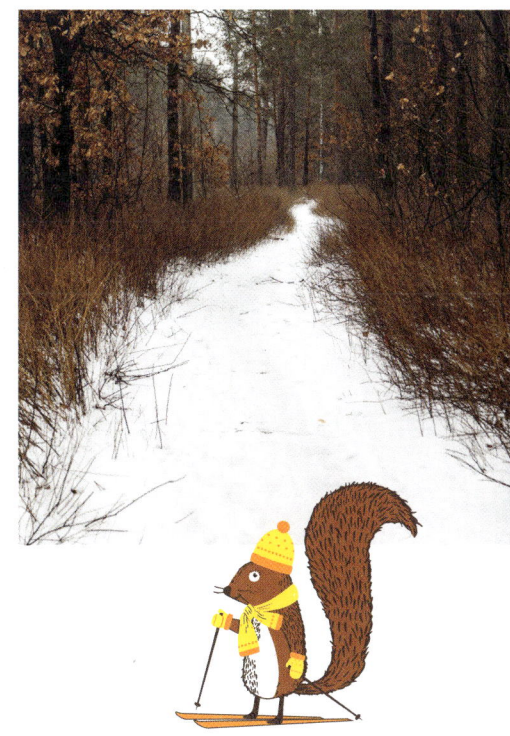

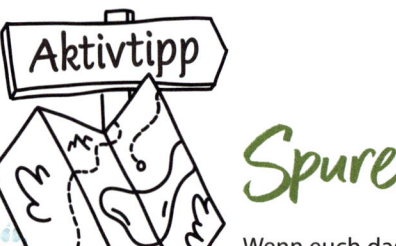

Spuren-Tagebuch

Wenn euch das Spurenlesen Spaß macht und ihr genauer wissen wollt, welche Tiere im Wald unterwegs sind und wohin, dann sammelt am besten systematisch alle Entdeckungen und Beobachtungen über einen längeren Zeitraum. Das geht am besten mit einem Spurtagebuch. Darin könnt ihr die fotografierten Spuren und auch alle zusätzlich recherchierten Informationen dokumentieren und festhalten, was ihr im Laufe der Zeit alles herausfindet und welche Schlüsse ihr daraus zieht.

Schritt 1:

Bei der Analyse helfen euch zunächst folgende Fragen:

1. Was sehe ich?

Und die Antwort erfolgt ohne jeglichen Interpretationsversuch: Ich sehe eine Vertiefung im Boden, ein Trittsiegel.

2. Wo befinde ich mich?

Am Waldrand, in der Mitte des Waldes? Ist es Mischwald, Fichtenwald, Laubwald?

3. Wie viele Spuren habe ich gefunden?

War es nur ein Tier oder mehrere der gleichen Art? Stammen die Spuren von verschiedenen Tierarten?

4. Wohin führt die Spur? Wo endet sie?

Schritt 2:

Eure Antworten auf diese Fragen notiert ihr am besten stichpunktartig. Wenn ihr möchtet, könnt ihr die Spuren auch abzeichnen. Der Bleistiftstrich sollte dabei umso kräftiger sein, je tiefer sich die Spur eingräbt.

Schritt 3:

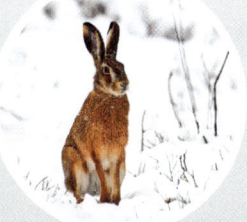

Im Anschluss daran versucht ihr die gesammelten Fakten gemeinsam zu interpretieren:

- ▶ Was für ein Tier mag das wohl gewesen sein?
- ▶ Warum ist es hier entlanggegangen und nicht ein paar Meter weiter?
- ▶ Gibt es hier etwas Besonderes, beispielsweise eine Futterstelle oder einen Bach?
- ▶ ...

So entwickelt sich das Spurenlesen zu einer spannenden Detektivarbeit, vor allem wenn ihr auf weitere Spuren trefft: Eine Hasenspur kreuzt sich mit einer Fuchsspur, die, wenn man sie weiterverfolgt, vielleicht zu einem Fuchsbau führt. Um den Spurenverlauf optisch hervorzuheben und um euren Blick für Spurenpfade zu schulen, könnt ihr kleine Stöckchen verwenden, die ihr in die Trittsiegel steckt.

1. Was sehe ich?

_____
_____
_____

2. Wo befinde ich mich?

_____
_____
_____

3. Wie viele Spuren habe ich gefunden?

_____
_____
_____

4. Wohin führt die Spur? Wo endet sie?

_____
_____
_____

Zeichne hier die Spuren, die du gefunden hast:

Deine Schlussfolgerungen und Ideen:

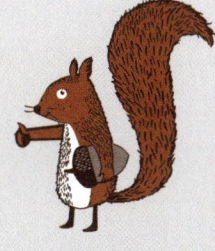

_____
_____
_____
_____
_____
_____
_____

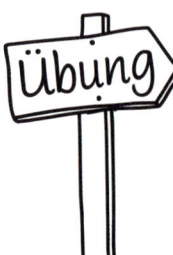

Übung

Stöckchensetzen

Ihr benötigt hierfür:
10–15 kleinere Stöckchen

Diese Übung schult euren Blick für Spuren und Schrittfolgen. Spuren sieht man besonders gut im Schnee, aber ihr könnt eure Fähigkeiten immer weiter verbessern, indem ihr einen anderen Untergrund ausprobiert, wie Gras, Laub, steinigen Boden. Hier ist es schon etwas schwerer, die Spuren zu erkennen. Tierspuren könnt ihr auf dieselbe Weise markieren. Übt ihr regelmäßig, werdet ihr immer besser darin, Spuren zu lesen.

Schritt 1: Sucht euch einen Weg, auf dem sich eure Fußabdrücke erkennen lassen (z. B. weicher feuchter Boden, Schnee oder Sand).

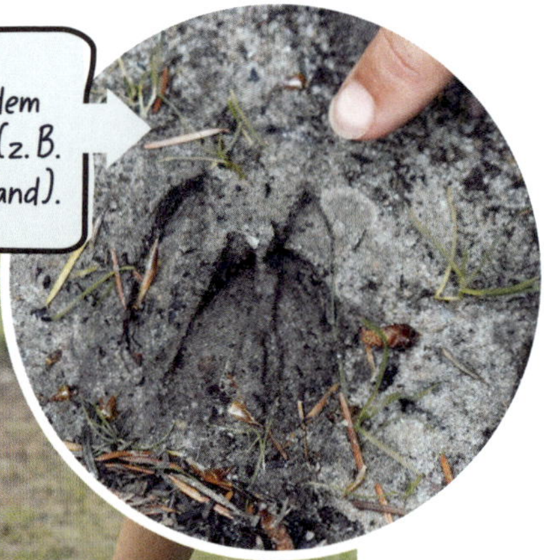

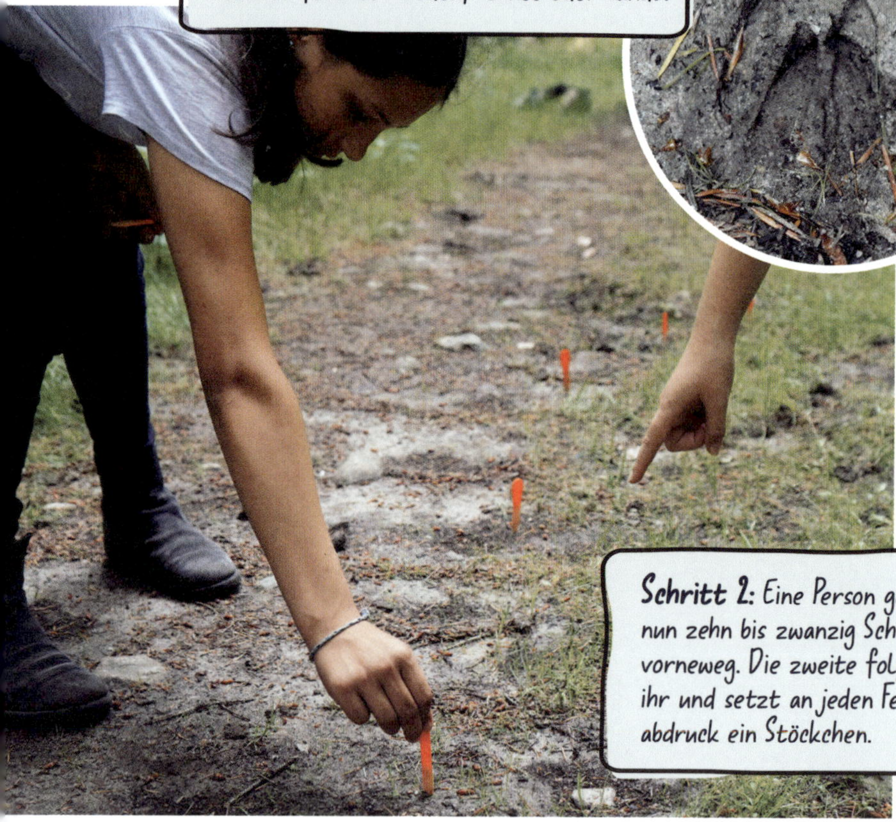

Schritt 2: Eine Person geht nun zehn bis zwanzig Schritte voreweg. Die zweite folgt ihr und setzt an jeden Fersenabdruck ein Stöckchen.

In den meisten Waldgebieten Deutschlands findet ihr eine große Vielfalt an Tierarten, sodass das Spurenlesen Spaß macht und euch interessante Erkenntnisse bringt. Das Stettiner Haff mit dem angrenzenden Anklamer Stadtbruch im äußersten Nordosten Deutschlands ist ein außergewöhnlich artenreicher Ort. Hier könnt ihr beispielsweise Seeadler beim Jagen bewundern. Nirgendwo in Europa findet ihr ein so hohes Vorkommen dieser Vogelart. Im Küstengewässerbereich nistet außerdem der seltene Wiedehopf. Auch Biber fühlen sich hier wohl – ihre Burgen und Dämme veranschaulichen hervorragend, dass die Tierwelt wahre Baumeister hervorbringt. In den letzten Jahren wurden darüber hinaus hier sogar Elche gesichtet, die aus dem Nachbarland Polen zu Besuch kommen.

Menschen haben dieselbe Gangart wie Rehe. Setzen sie den rechten Fuß nach vorne, wird zeitgleich der Linke Arm mit in Laufrichtung bewegt – und andersherum. Das nennt man den Diagonalschritt, bekannt auch als Grundschritt beim Skilanglauf.

Ebenso findet in dieser Landschaft ein weiterer, mit ausgesprochen bewundernswerten Fähigkeiten ausgestatteter Vogel sein Zuhause. Dieses farbenprächtige und faszinierende Tier könnt ihr ganzjährig und erfreulicherweise überall in Deutschland beobachten: den Eichelhäher.

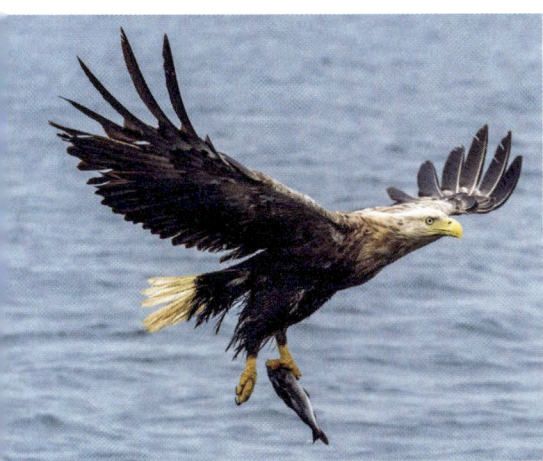

Seeadler

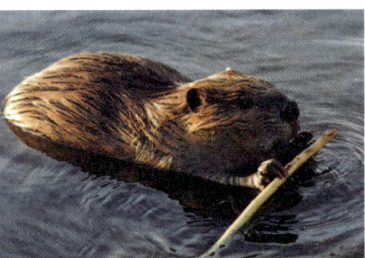

Biber

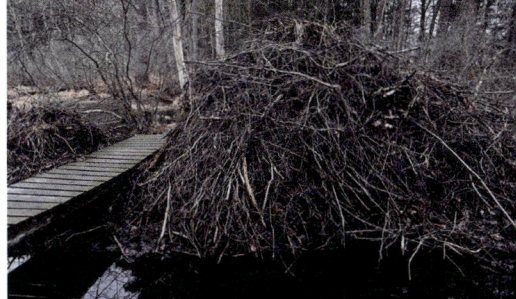

Der Eichelhäher
Superkraft Achtsamkeit und Gedächtnis

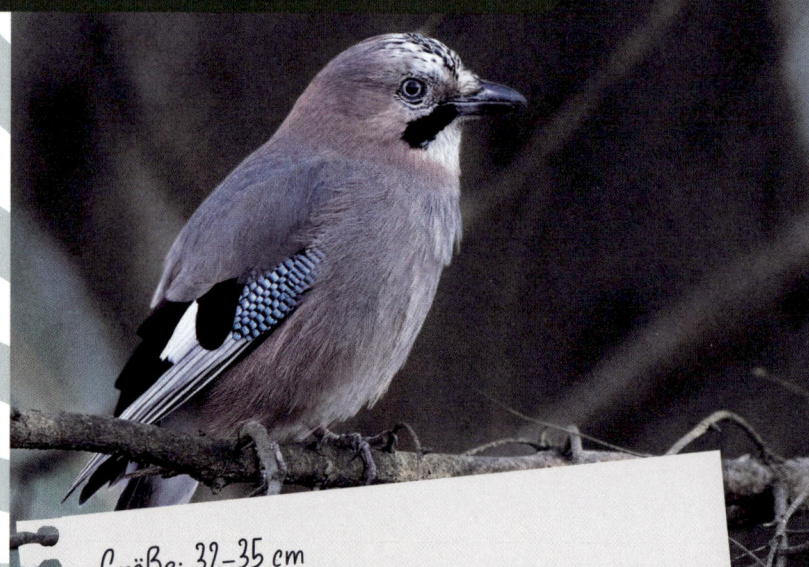

Größe: 32–35 cm

Spannweite: 53–58 cm

Gewicht: 160–170 g

Nahrung: Eicheln, Insekten, Früchte, Eier, kleine Wirbeltiere

Feinde: Greifvögel, Marder, Katzen

Lebensraum: Nadel-, Misch-, Laubwälder, Parkanlagen, Friedhöfe

Ordnung: Sperlingsvögel

Familie: Rabenvögel

Wissenschaftlicher Name: Garrulus glandarius

Der Eichelhäher gilt als Wächter des Waldes, weil er mit seinem lauten Warnruf andere Tiere vor Gefahren warnt. Darüber hinaus verfügt er über eine andere erstaunliche Begabung: er kann die Rufe anderer Vögel oder Geräusche nachahmen. Dieser Vogelstimmenimitator ist zugleich ein äußerst fleißiger Spezialist der Vorratshaltung, um sich gut über den Winter zu bringen.

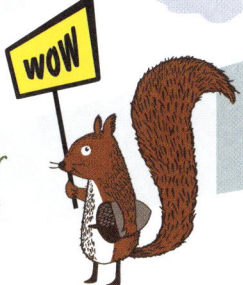

Der Eichelhäher legt in seinem Revier zahlreiche Vorratslager mit Eicheln und Nüssen an – an die 2000 Verstecke können es wohl sein. Um all diese Stellen wiederfinden zu können, muss der Vogel über ein ausgezeichnetes Orientierungsvermögen verfügen. Und das ist seine Superkraft: die Achtsamkeit.

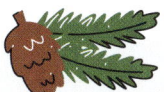

Er besitzt ein ausgeprägtes, nahezu »kartografisches« Gedächtnis und ein hervorragend ausgebildetes räumliches Sehvermögen. Das Wahrnehmen und Im-Gedächtnis-Bewahren dieser zahllosen Details – Baumgruppen, Waldwege, Wiesenabschnitte, Bodenerhebungen, Begrenzungsmarken und vieles mehr – ist das herausstechende Talent dieses kleinen fliegenden Waldgenossen.

Diese Achtsamkeit und das Registrieren landschaftlicher Details ist eine Fähigkeit, die auch ihr sehr gut trainieren und für euch nutzen könnt. Startet als Einstieg mit der folgenden Suchaufgabe.

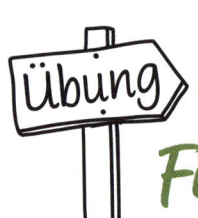

Übung

Findet den Unterschied!

Schritt 1: Sucht ein paar dünnere Äste zusammen und legt damit zwei »Bilderrahmen« (jeweils etwa 1 x 1 Meter) nebeneinander. Sammelt nun jeweils zwei gleiche Dinge (Zapfen, Steine, Blätter, Äste, etc.) und legt immer eins davon in ein Bild.
Lasst euch nun ein paar Minuten Zeit, euch die Bilder gut einzuprägen.

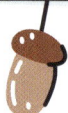

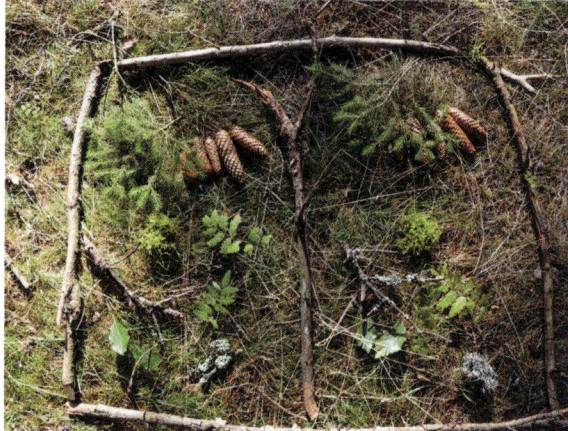

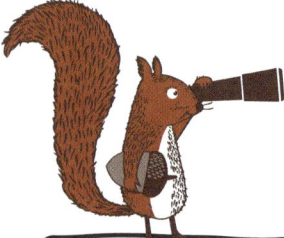

Schritt 2: Verbindet einem von euch die Augen und entfernt eine Sache aus einem der beiden Bilder – oder ihr fügt etwas hinzu. Die Augenbinde darf nun entfernt werden und der Spieler oder die Spielerin muss sagen, was fehlt bzw. was vorher noch nicht da war.

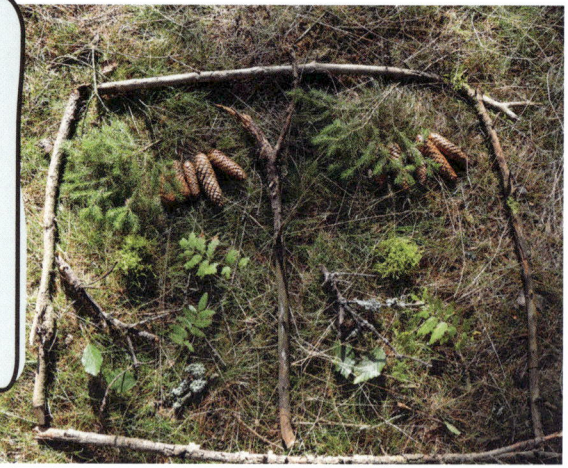

Auch diese Aufgabe könnt ihr je nach Lust und Laune schwieriger oder leichter gestalten – allein schon eine erhöhte Anzahl von Dingen im Bild macht das Suchen und Erinnern kniffliger.

Oder ihr legt nur ein großes Bild, das ihr euch einprägt und im Anschluss ohne Vergleichsbild sagen müsst, was dazugelegt bzw. weggenommen wurde. Euch fallen sicher noch einige weitere Varianten ein!

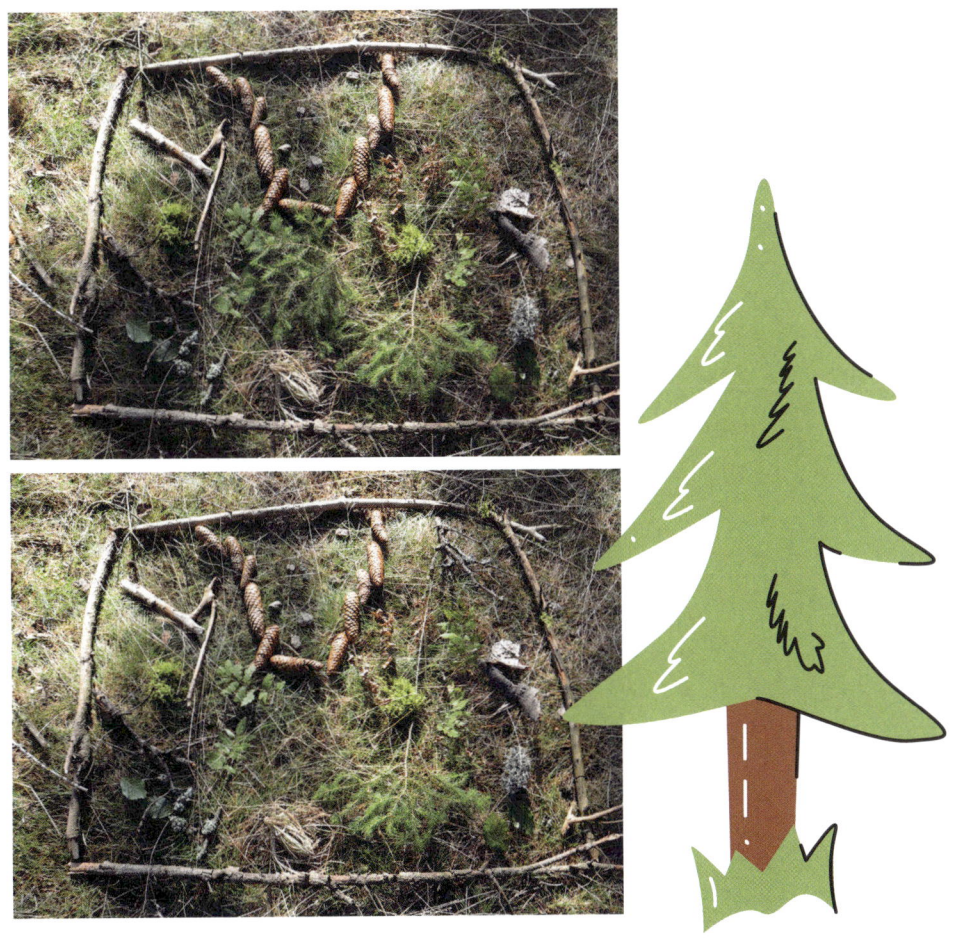

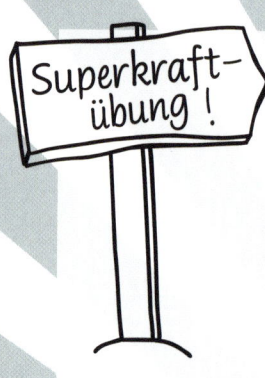

Superkraft-übung!

Der Lauf der Geschichte(n)

Um eure Umgebung möglichst aufmerksam wahrzunehmen und euch Details einzuprägen, an denen ihr auf eurem Weg durch den Wald vorbeikommt, könnt ihr gemeinsam eine Geschichte erfinden, die ihr euch abwechselnd gegenseitig erzählt. Auffällige landschaftliche Merkmale – Wegmarken – werden in eine erfundene Handlung eingebunden und mit der Geschichte verwoben. Das können ein umgestürzter Baum, eine Lichtung, eine Kreuzung oder ein Gewässer sein. Hier ein Beispiel:

Wegmarke Nr. 1 »Der umgestürzte Baum«:

Unter einem umgestürzten Baum lebte einmal eine Zwergenfamilie. Ihnen war furchtbar kalt, weil sie Angst hatten, mit einem Feuer den Blick der Menschen auf sich zu ziehen. Zwerge sind nämlich sehr scheue Wesen.

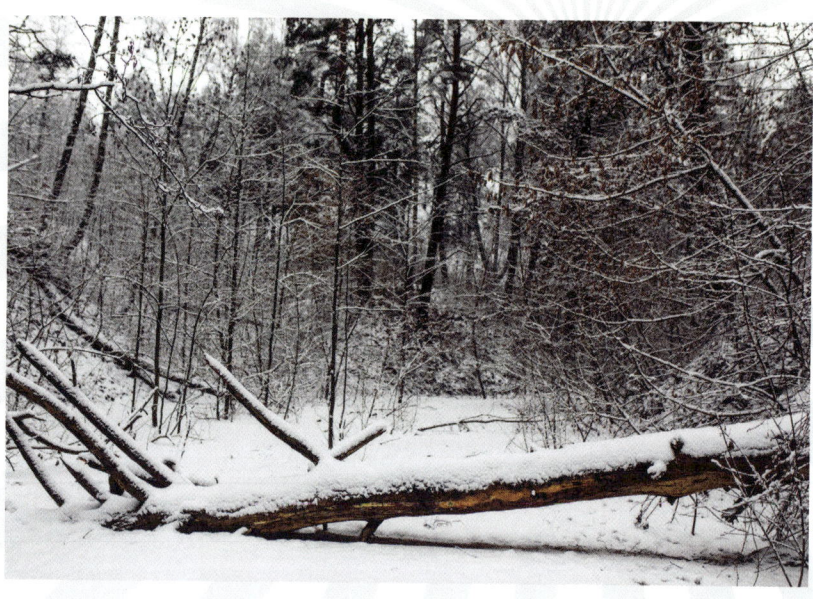

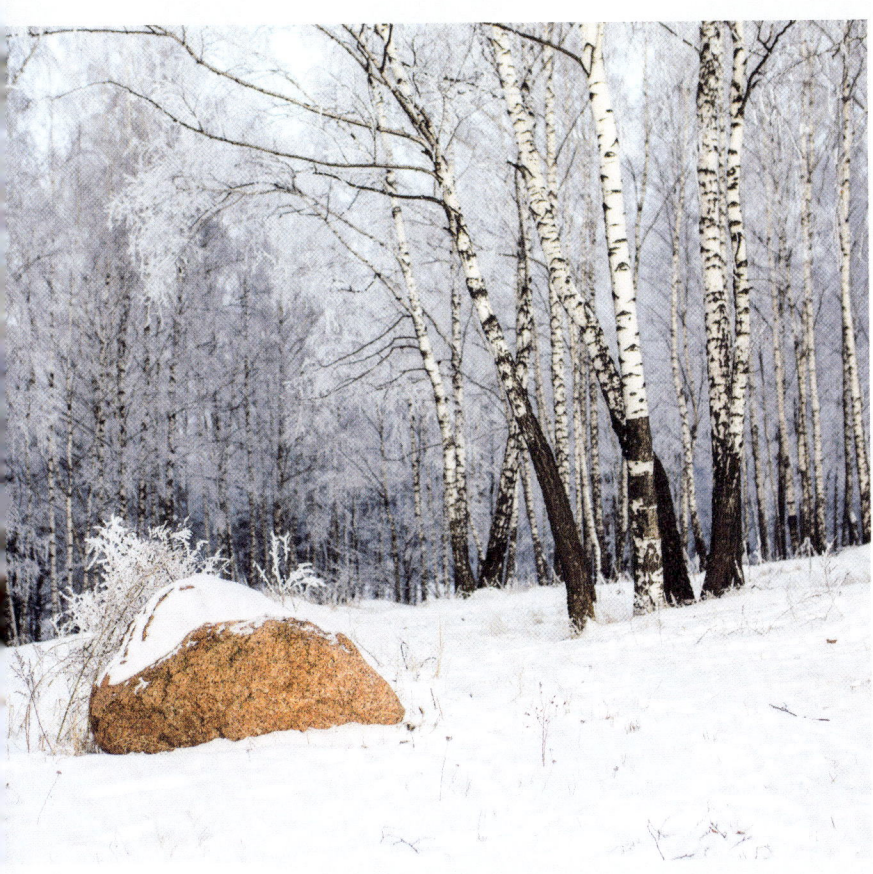

Wegmarke Nr. 2 »Der Stein im Birkenwald«:

Schließlich zogen sie weiter in den Birkenwald. Unter einem großen Stein fanden sie eine gemütliche Höhle, die zu ihrem neuen Zuhause wurde ...

Wenn ihr diese Geschichte nun rückwärts erzählt, könnt ihr euch anhand der Wegmarken nun den Weg *zurück*-erzählen.

Das Verknüpfen von Geschichte und Umgebung schult den Blick für landschaftliche Besonderheiten, schärft eure Aufmerksamkeit und verhindert, dass ihr euch unachtsam und in Gedanken vertieft verlauft.

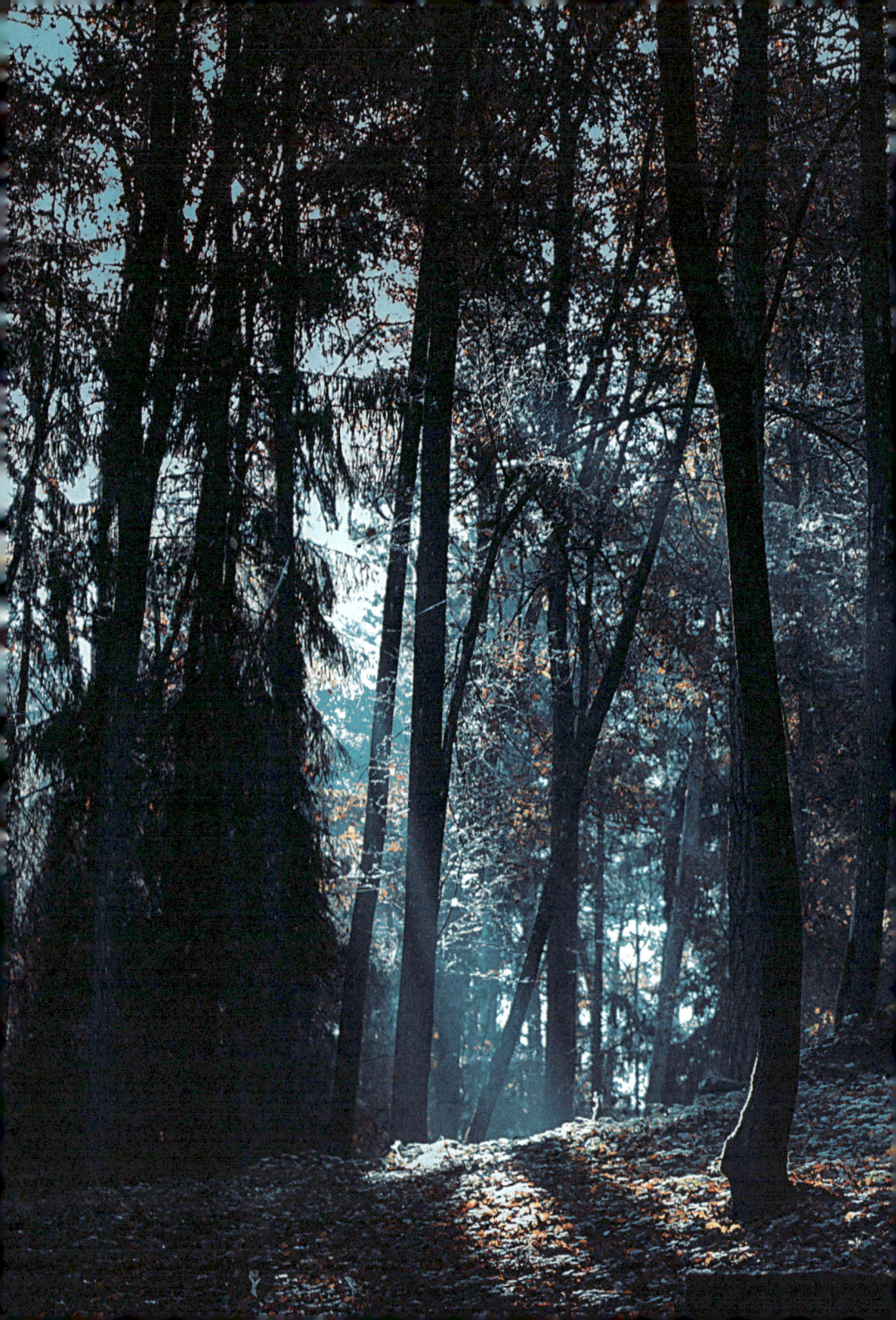

NACHT

Auch bei Nacht ist der Wald wunderschön. Eine Wanderung zu nächtlicher Stunde kann ein beeindruckendes Erlebnis sein. Viele Tiere, die tagsüber ruhen, sind nachts besonders aktiv und kommen nun aus ihren Verstecken. Ihre Sinne funktionieren in der Dunkelheit ausgezeichnet. Fledermäuse, Eulen, Wildkatzen oder auch Waschbären sind um diese Zeit unterwegs, um zu jagen, und die Rufe des Waldkauzes hallen durch die Wälder. Mit etwas Glück könnt ihr in der Dunkelheit vielleicht sogar ein paar Glühwürmchen leuchten sehen.

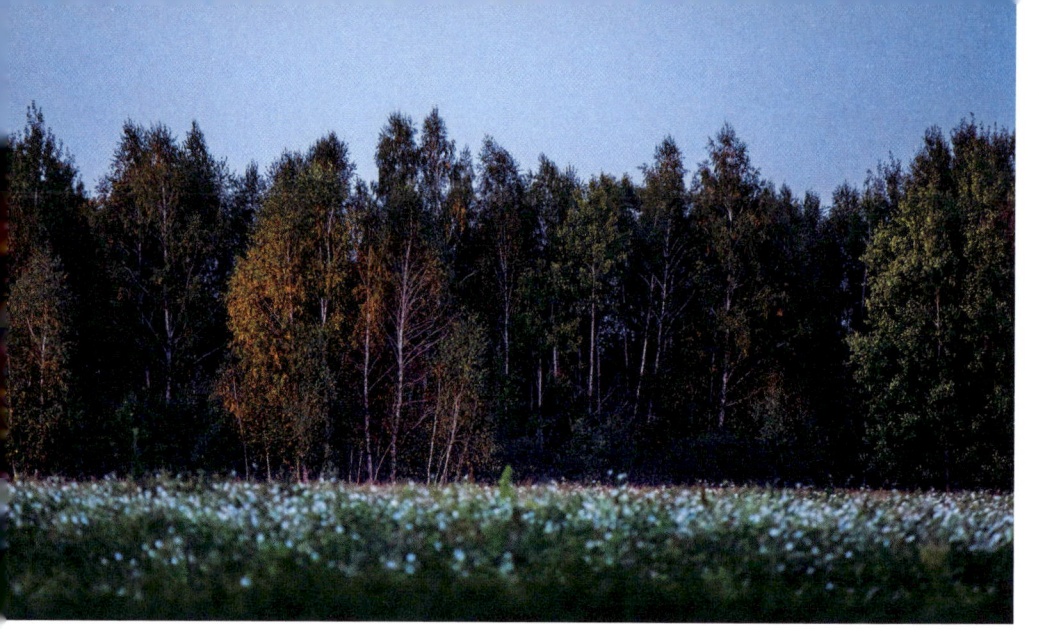

Besonderheiten einer Nachtwanderung

Wenn ihr zum ersten Mal eine Nachtwanderung unternehmt, wählt ihr am besten eine Strecke, die ihr tagsüber schon einmal gegangen seid. Für alle Fälle solltet ihr eine Taschenlampe dabeihaben. Auch ein wolkenloser Himmel mit hellem Mondschein eignet sich gut für den ersten Nachtspaziergang. Es ist empfehlenswert, die nächtliche Tour vor der Dämmerung zu beginnen. So habt ihr die Möglichkeit, euch langsam an die Dunkelheit zu gewöhnen. Es ist angenehmer, behutsam in die Nacht »hineinzugleiten« und sich den Sichtverhältnissen vorsichtig anzupassen. Außerdem erweisen sich diese Übergangsphasen zwischen Tag und Nacht überaus reizvoll. Die Frühaufsteher unter euch können natürlich auch im Dunkeln starten und dann den Anbruch des Tages bestaunen und genießen. Diese Wechselstunden zwischen Licht und Dunkel überziehen die Landschaft mit einem wundervollen Licht- und Farbspektrum und garantieren ein stimmungsvolles Erleben.

Lichte Buchenwälder eignen sich besonders gut für Nachtspaziergänge. Besonders schöne und alte Buchenwälder gibt es beispielsweise im Nationalpark Hainich in Thüringen, im Gebiet Grumsin im Biosphärenreservat Schorfheide-Chorin in Brandenburg oder im Nationalpark Kellerwald-Edersee in Hessen.

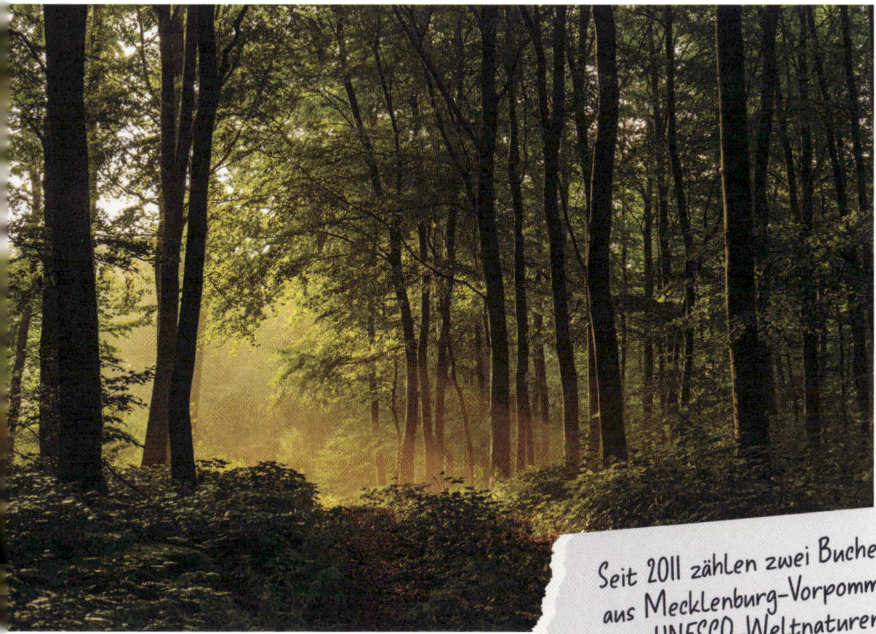

Es kann durchaus vorkommen, dass ihr euch während eures nächtlichen Ausflugs in dichterem Wald befindet und Mond und Sterne nur wenig Licht spenden. Versucht trotzdem, ohne Taschenlampe zurechtzukommen, und gebt euren Augen ein wenig Zeit, sich an die Dunkelheit zu gewöhnen. Ohne Licht ist die Chance für spannende Entdeckungen wesentlich höher. In einer sternenklaren Nacht oder bei Mondschein habt ihr auch im Dunklen gute Sicht.

Ein Tier, dem ihr auf eurer Tour vielleicht begegnet, ist durch seine erstaunlichen Fähigkeiten und seine ausgezeichnete Anpassungsgabe wie geschaffen für die Nacht: der Fuchs.

> Seit 2011 zählen zwei Buchenwälder aus Mecklenburg-Vorpommern zum UNESCO-Weltnaturerbe: Teile des Nationalparks Jasmund auf Rügen und der Serrahner Teil des Müritz-Nationalparks.

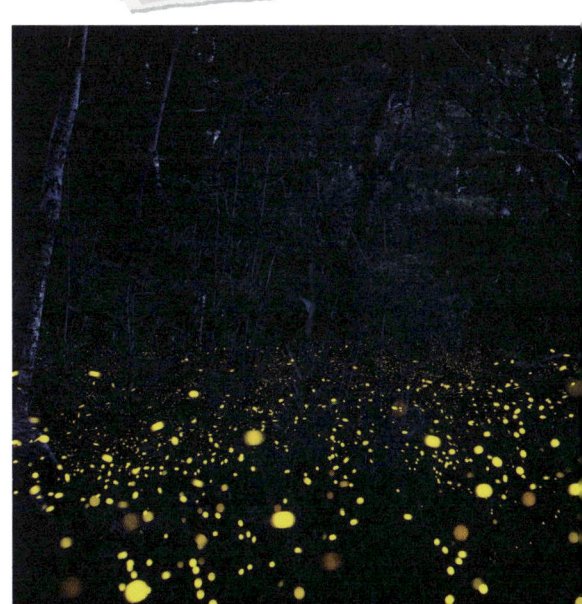

Der Fuchs
Superkraft Heimlichkeit

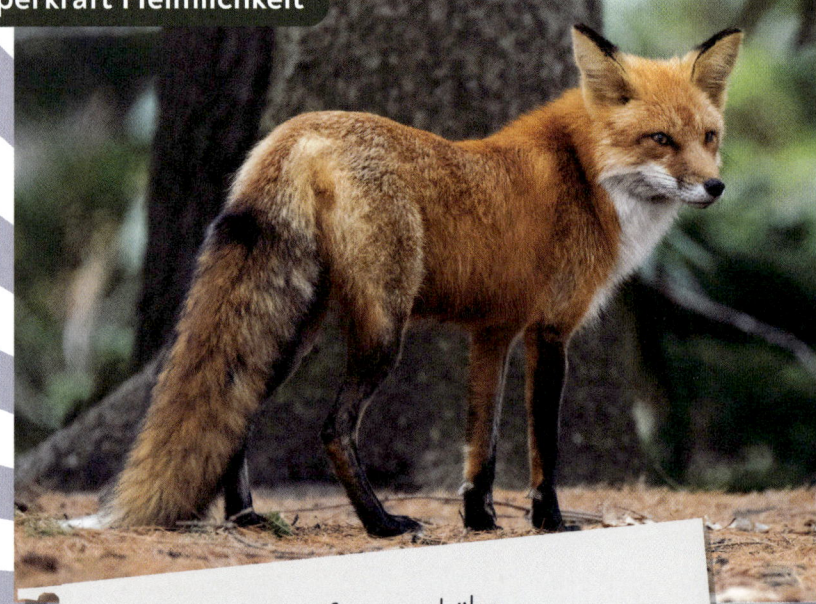

Größe: 35–50 cm Schulterhöhe

Gewicht: 2–10 kg

Nahrung: Vögel, kleine Säugetiere, Früchte

Feinde: Wolf, Adler, Uhu

Lebensraum:
Wälder und Waldränder, Felder

Ordnung: Raubtiere

Familie: Hunde

Wissenschaftlicher Name: Vulpes vulpes

Der Fuchs ist ein sehr intelligentes Wesen, das sich neben Wäldern und Wiesenlandschaften überall in Deutschland längst auch den städtischen Raum erobert hat. Dort findet er in Abfalltonnen reichlich zu essen. Auch Haustiere, Hühner und anderes Kleingetier gehören zu seinen Vorlieben. Selbst wenn Füchse innerhalb einer Siedlung auf Nahrungssuche sind, bekommt man sie doch recht selten zu Gesicht. Und das ist die Superkraft des Fuchses: die Heimlichkeit.

Das Talent, Dinge unbemerkt zu tun, sich leise anzuschleichen und sich ungesehen wieder davonzustehlen, ist eine Überlebenstechnik, die dem tierischen Jäger Beute sichert und ihn vor Feinden, aber auch vor den Menschen schützt. Im Verborgenen, heimlich, still, auf leisen Pfoten, schlüpft er plötzlich aus dem Dickicht hervor, manchmal sind im Halbdunkel gerade noch die Augen zu sehen. Und genauso plötzlich, wie er aufgetaucht ist, verschwindet er auch wieder.

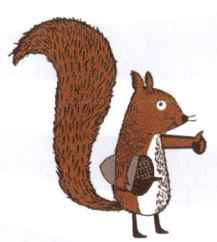

Er ist ein Wandelnder zwischen sichtbar und unsichtbar, durch ihn erfährt die Flüchtigkeit des Moments eine präzise Bedeutung. Sich dem Wahrnehmbaren geschickt entziehen, das ist es, was den Fuchs so geheimnisvoll macht.

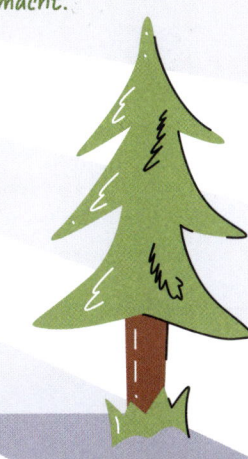

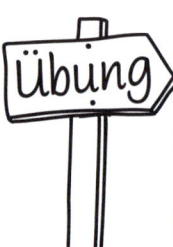

Übung: Anschleichen

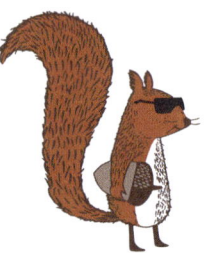

Wenn ihr Tiere im Wald aus nächster Nähe beobachten möchtet, dann ist es gut, wenn ihr euch so leise wie möglich fortbewegt. Versucht am besten selbst einmal, wie gut ihr im Anschleichen seid!

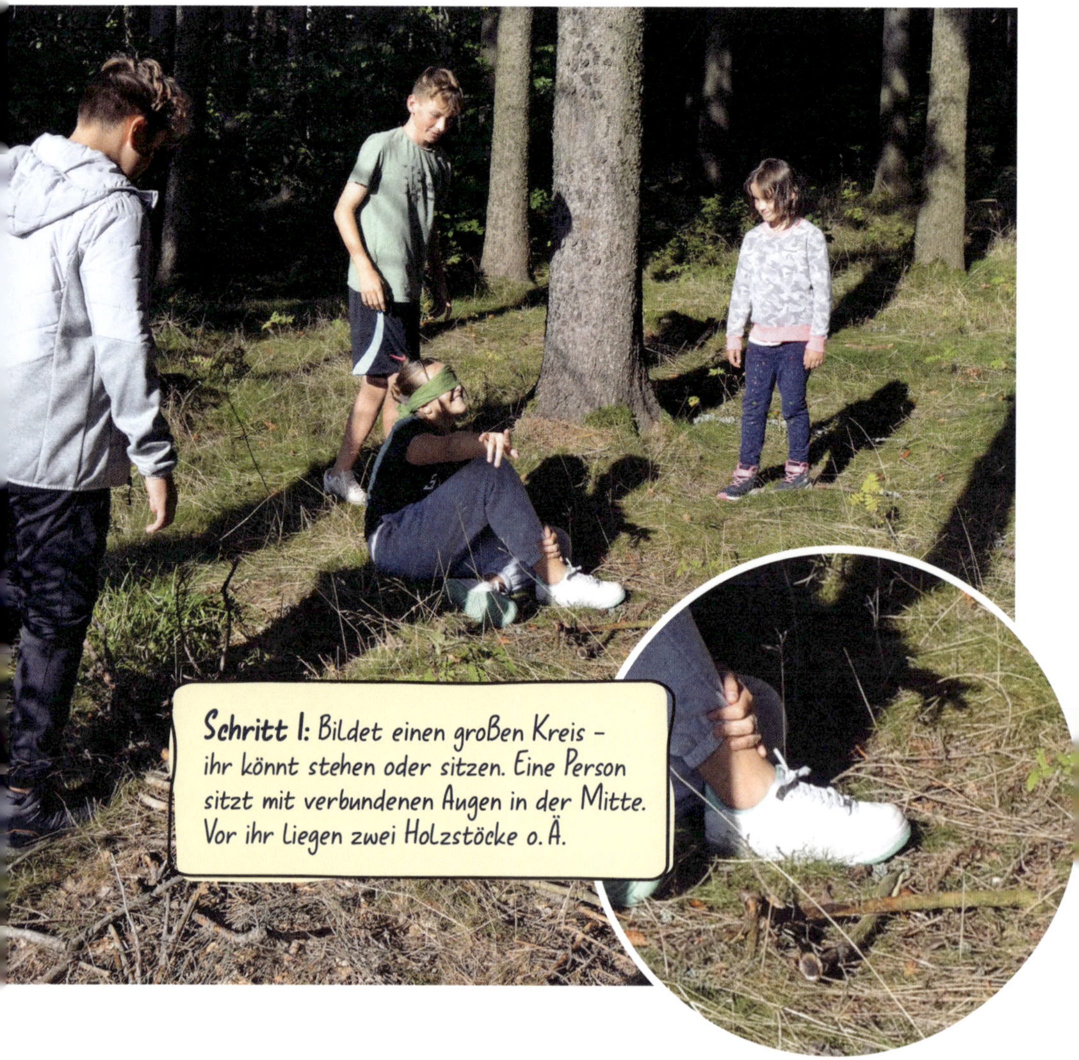

Schritt 1: Bildet einen großen Kreis – ihr könnt stehen oder sitzen. Eine Person sitzt mit verbundenen Augen in der Mitte. Vor ihr liegen zwei Holzstöcke o. Ä.

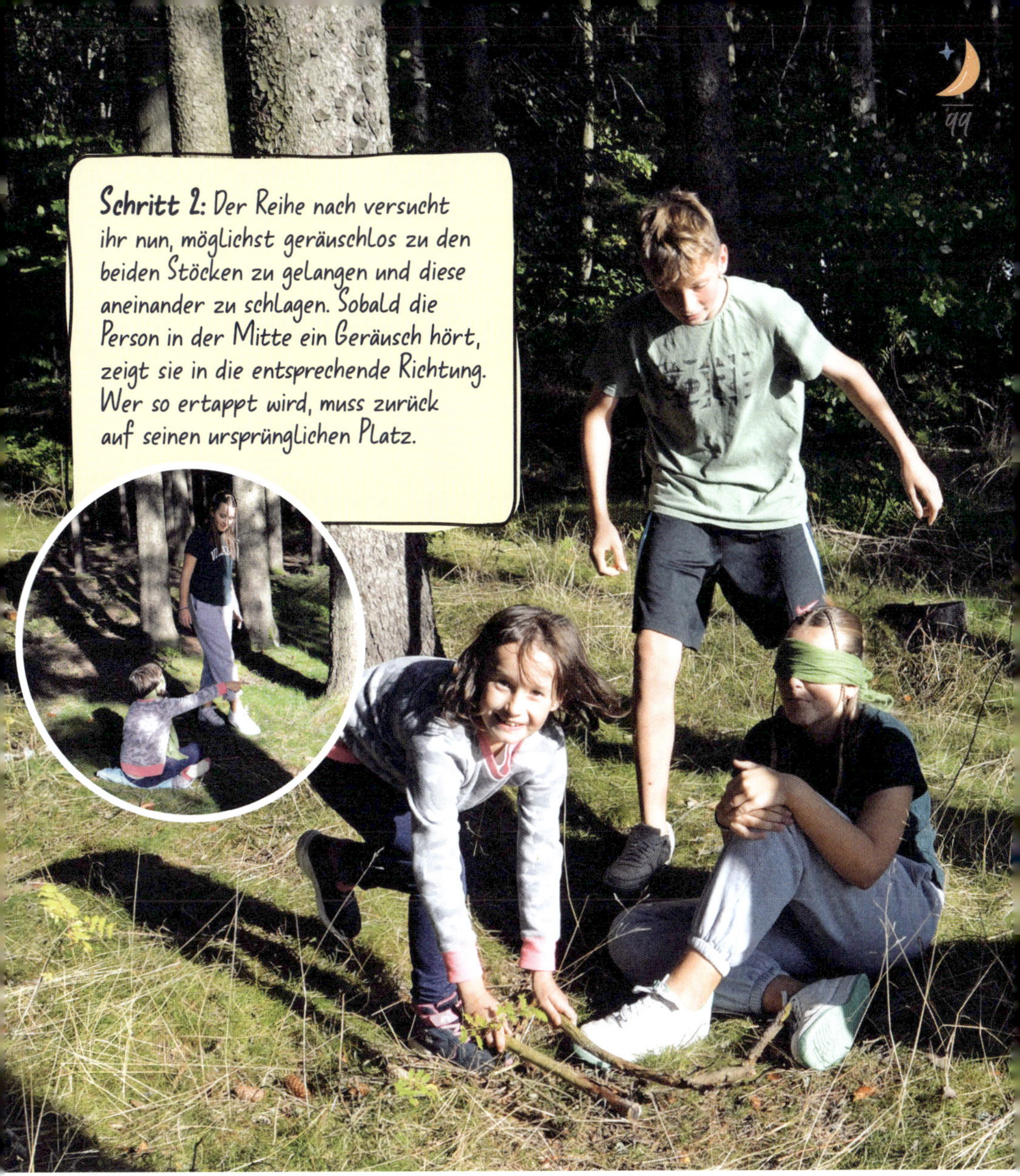

Schritt 2: Der Reihe nach versucht ihr nun, möglichst geräuschlos zu den beiden Stöcken zu gelangen und diese aneinander zu schlagen. Sobald die Person in der Mitte ein Geräusch hört, zeigt sie in die entsprechende Richtung. Wer so ertappt wird, muss zurück auf seinen ursprünglichen Platz.

Wie ihr vielleicht bemerkt habt, ist es richtig schwer, sich jemandem unauffällig und lautlos zu nähern. Wie viele von euch haben es überhaupt bis zu den Holzstücken geschafft, ohne ertappt zu werden?

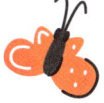

Das Anschleichen gelingt euch am besten, wenn ihr versucht, die Gangart des Fuchses nachzuahmen.

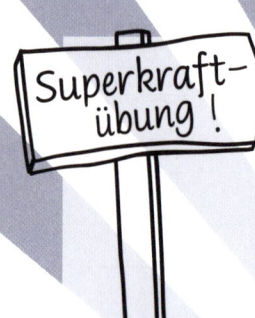

Superkraft-übung!

Foxwalk

Der »Foxwalk« ist eine Geh- und Schleichtechnik, die es euch ermöglicht, euch beinahe lautlos in der Natur fortzubewegen. Der gesamte Bewegungsablauf erfolgt sehr langsam und behutsam – wie in »Superzeitlupe«. So macht ihr einen Schritt im Foxwalk:

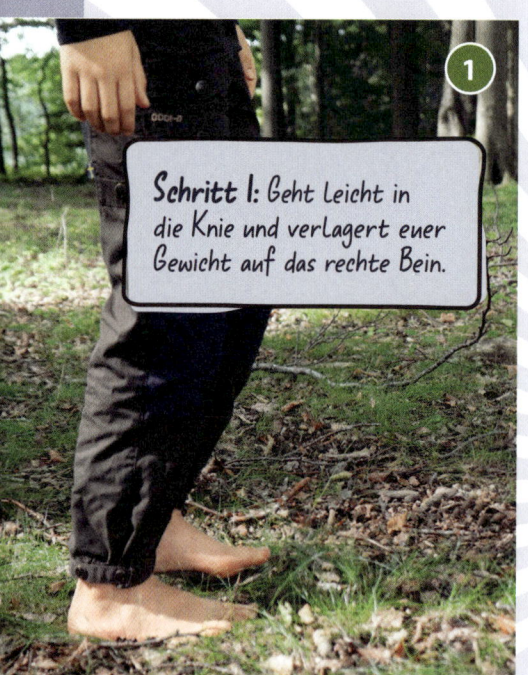

Schritt 1: Geht leicht in die Knie und verlagert euer Gewicht auf das rechte Bein.

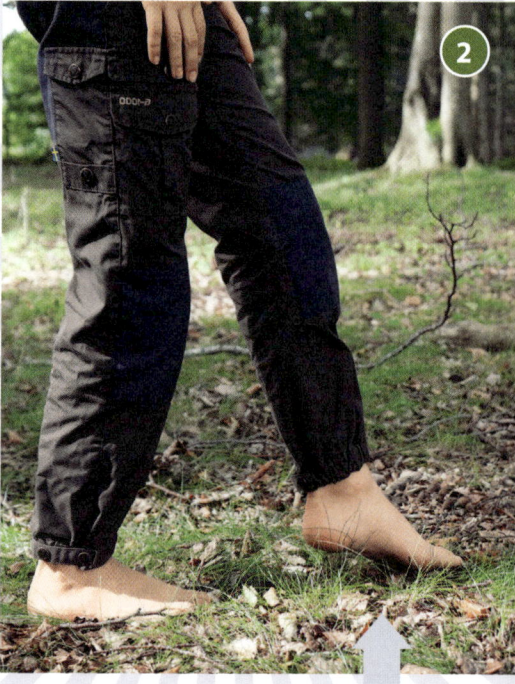

Schritt 2: Mit dem linken Bein macht ihr nun einen Schritt vorwärts, wobei der Fuß nicht über die Ferse aufsetzt, sondern zunächst nur der kleine Zeh den Boden langsam und vorsichtig berührt, damit ihr nicht auf raschelndes Laub oder knackende Zweige tretet.

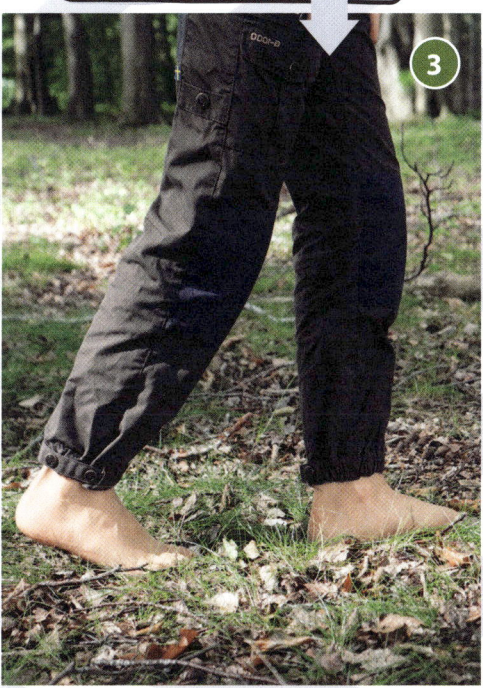
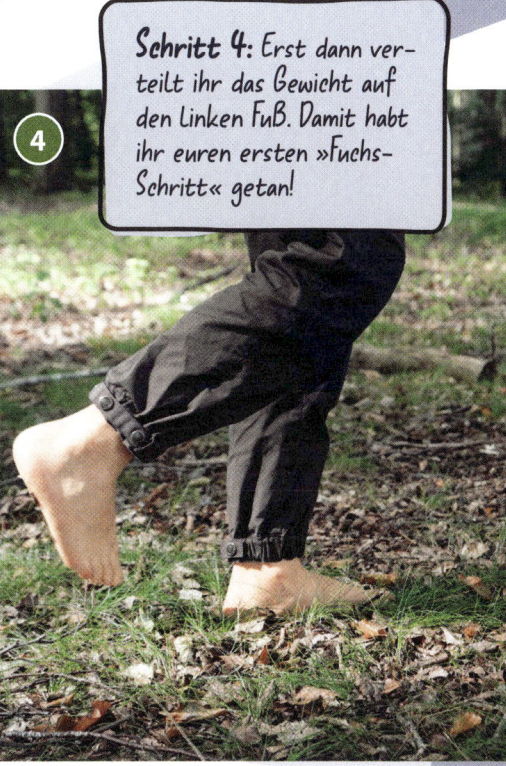

Schritt 3: Ist die Stelle unbedenklich, wird der Fuß über den Ballen abgerollt und langsam abgesetzt.

Schritt 4: Erst dann verteilt ihr das Gewicht auf den linken Fuß. Damit habt ihr euren ersten »Fuchs-Schritt« getan!

Durch das vorsichtige und extrem langsame Auftreten seid ihr kaum zu hören. Außerdem haben viele Tierarten Probleme, sehr langsame Bewegungen wahrzunehmen. Wenn ein Schritt etwa 60 Sekunden dauert, können beispielsweise Rehe den »Foxwalker« im Grunde nicht mehr erkennen. Wie bei vorausgehenden Übungen sind auch hier Geduld und Beharrlichkeit gefragt. Spielt das Anschleichen-Spiel (Seite 98) noch einmal, nachdem ihr den Foxwalk ein wenig einstudiert habt. Stellt ihr einen Unterschied fest? Probiert es auch einmal barfuß.

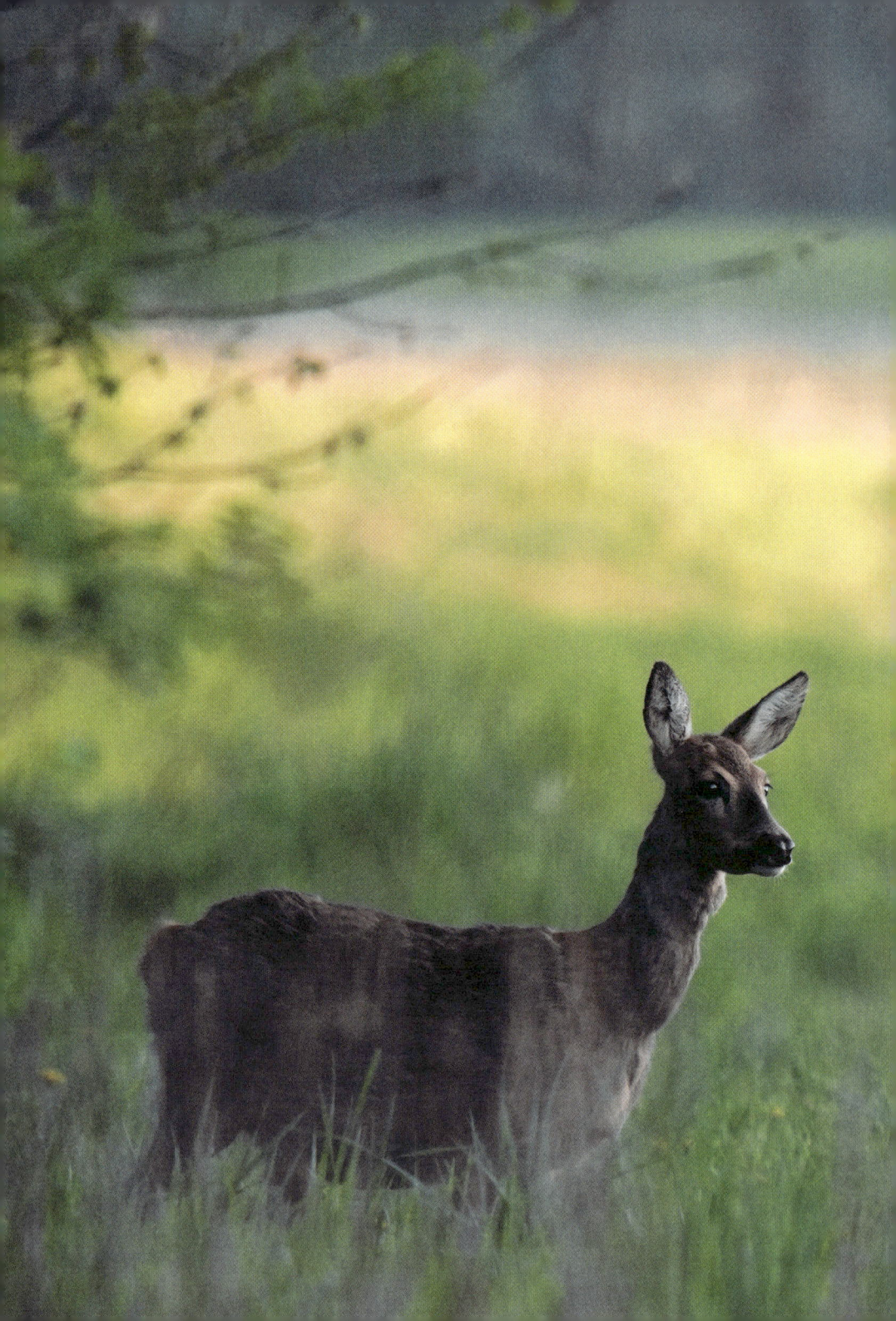

DIE VERBINDUNG ALLER SUPERKRÄFTE

Wie lange fühlt ihr euch draußen in der Natur wohl? Wie lange haltet ihr es aus, einfach mal nichts zu tun und eure Gedanken ohne Ablenkung schweifen zu lassen? Oder etwas zu beobachten? Fünf Minuten, eine Stunde, einen ganzen Nachmittag? Der nächstgelegene Wald oder Park ist ein guter Ort, um euch selbst einmal auf die Probe zu stellen.

Der Sitzplatz

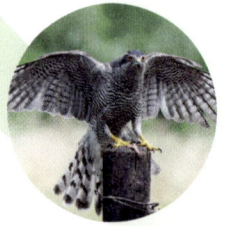

Die wirkungsvollste Übung, um innerlich zur Ruhe zu kommen, sich zu fokussieren, mit der Welt der Tiere und Pflanzen einen intensiven Kontakt aufzunehmen und sich als selbstverständlicher Teil der Natur zu fühlen, ist der Sitzplatz. Er ist eine der wichtigsten Kernroutinen der Wildnispädagogik. Sucht einen Platz im Grünen auf, an dem ihr euch wohlfühlt – ganz unabhängig von der Tageszeit oder den Wetterverhältnissen. Lasst euch dort eine Weile nieder. Sich in der Natur heimisch zu fühlen, ist Übungssache.

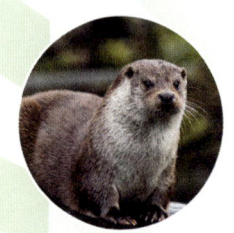

Alle Sinne und Fähigkeiten, die ihr mit den vorausgehenden Superkraft-Übungen trainiert habt, könnt ihr am Sitzplatz aktivieren und über einen längeren Zeitraum halten: Den »Habichtblick«, den »Tastsinn des Otters«, das »Hirschohr«, die »Achtsamkeit des Eichelhähers« und die »Fuchsheimlichkeit«. All diese Kräfte lassen euch mit dem Ort und der Umgebung verschmelzen und machen einzigartige Erlebnisse und Begegnungen möglich. Mit etwas Übung nehmt ihr nach einer Weile selbst das kleinste Geräusch und die kleinste Bewegung wahr. Aktiviert das periphere Sehen, seid achtsam und lauscht in den Wald hinein.

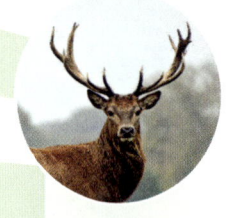

Ihr könnt am Sitzplatz nicht nur viel in eurer Umgebung entdecken, sondern ihr lernt auch euch selbst besser kennen.

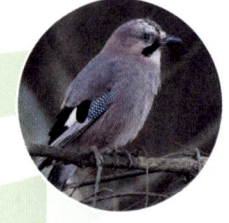

Seid ihr unruhig, neugierig oder ganz entspannt? Habt ihr Angst oder seid ihr schnell gelangweilt? Könnt ihr euch auf das, was ihr gerade tut, längere Zeit konzentrieren? Das stille Sitzen ist einfach und schwer zugleich. In jedem Fall lohnt es sich, es auszuprobieren, denn ihr könnt an dieser Erfahrung wachsen und die Natur als euer Zuhause erleben.

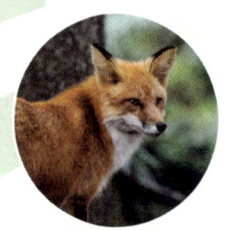

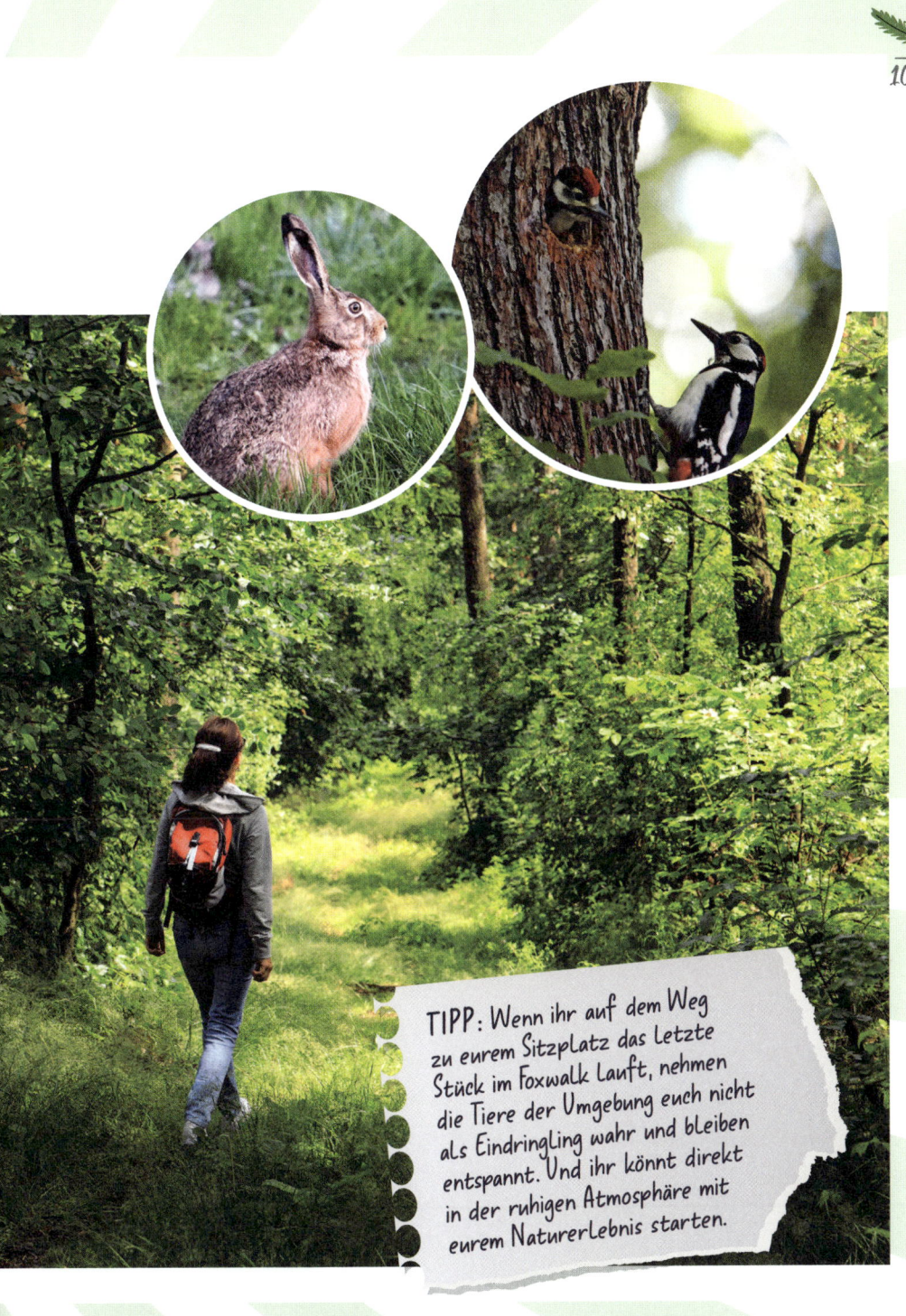

TIPP: Wenn ihr auf dem Weg zu eurem Sitzplatz das letzte Stück im Foxwalk lauft, nehmen die Tiere der Umgebung euch nicht als Eindringling wahr und bleiben entspannt. Und ihr könnt direkt in der ruhigen Atmosphäre mit eurem Naturerlebnis starten.

Superkraft-übung!

Dein Sitzplatz – so geht's:

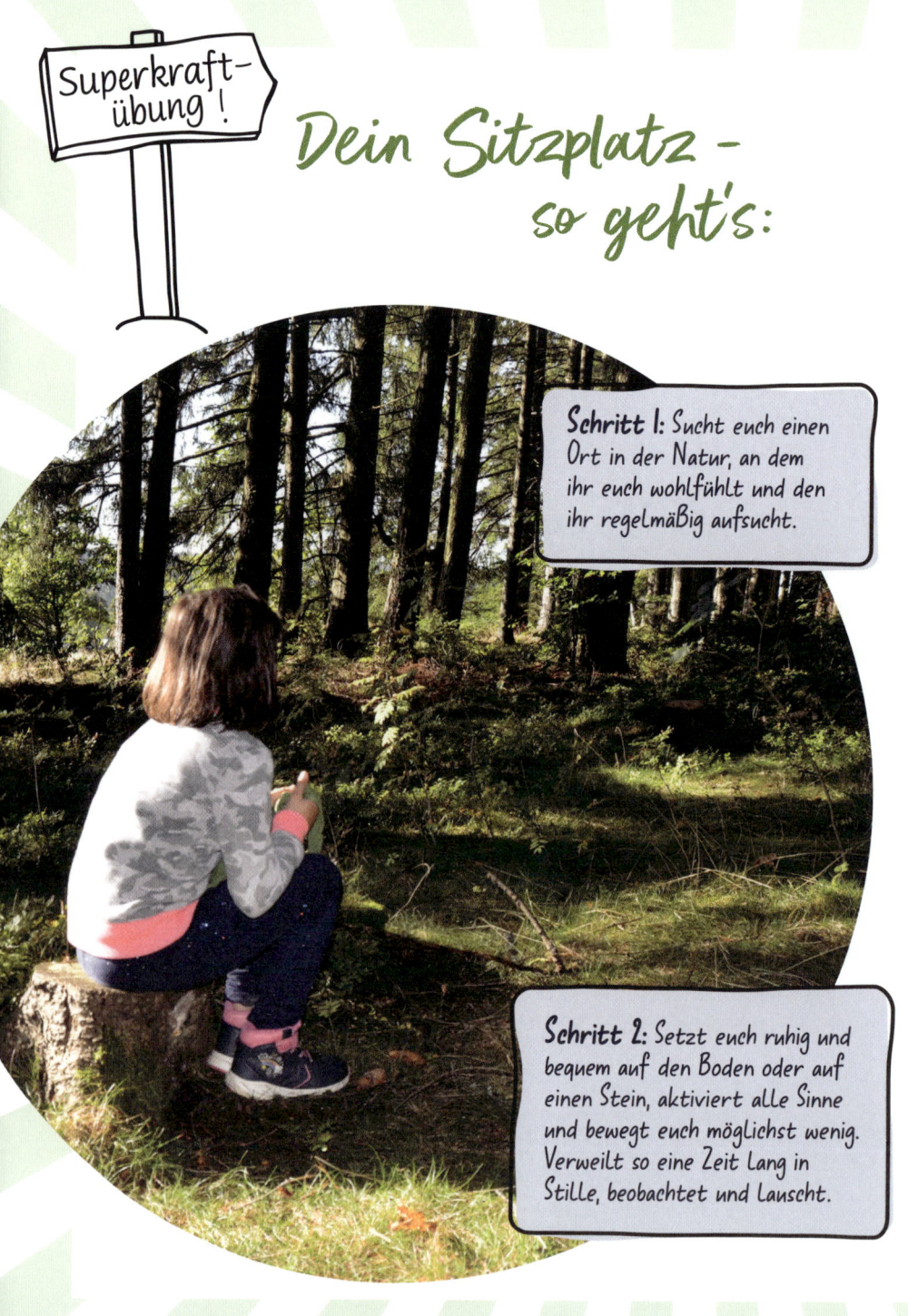

Schritt 1: Sucht euch einen Ort in der Natur, an dem ihr euch wohlfühlt und den ihr regelmäßig aufsucht.

Schritt 2: Setzt euch ruhig und bequem auf den Boden oder auf einen Stein, aktiviert alle Sinne und bewegt euch möglichst wenig. Verweilt so eine Zeit lang in Stille, beobachtet und lauscht.

Für den Anfang sollten circa 10 bis 15 Minuten genügen. Die Verweildauer könnt ihr aber je nach Ausdauer und Motivation nach Belieben verlängern. Mit etwas Erfahrung ist es selbst mit größeren Kindergruppen möglich, mehrere Stunden am Sitzplatz zu verweilen. Idealerweise findet ihr einen Ort ganz in eurer Nähe, den ihr regelmäßig aufsuchen könnt. Diese Gewohnheit hilft euch dabei, die vielen faszinierenden Unterschiede wahrzunehmen, die durch das Wetter oder den Lauf der Jahreszeiten entstehen.

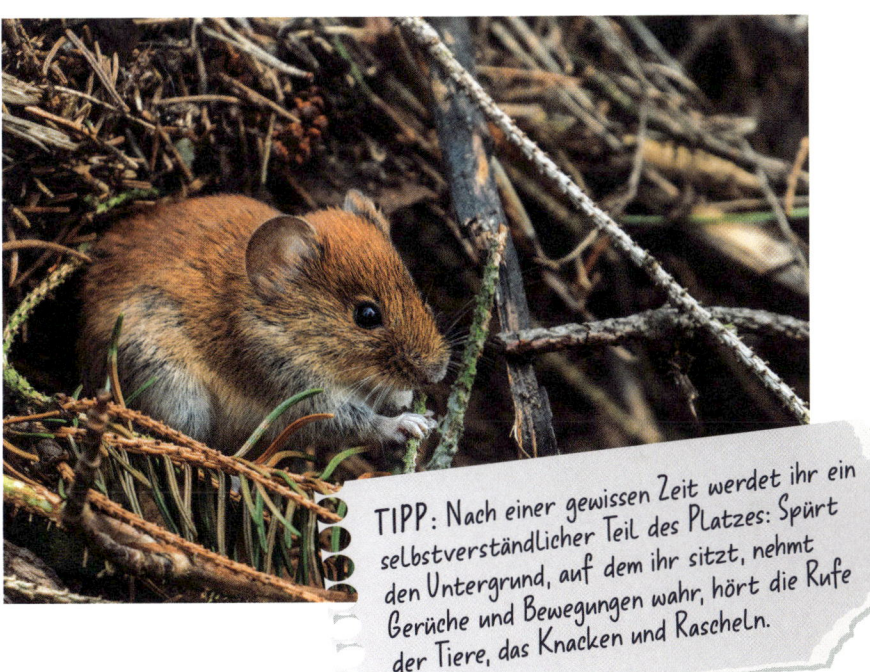

TIPP: Nach einer gewissen Zeit werdet ihr ein selbstverständlicher Teil des Platzes: Spürt den Untergrund, auf dem ihr sitzt, nehmt Gerüche und Bewegungen wahr, hört die Rufe der Tiere, das Knacken und Rascheln.

Die meisten Tiere gewöhnen sich an eure Anwesenheit und bemerken euch nach eine Weile gar nicht mehr – sie nehmen ihr natürliches Verhalten wieder auf. Es kann jetzt vorkommen, dass Tiere sich ganz nah an eurem Sitzplatz aufhalten. So könnt ihr einzigartige Beobachtungen machen. Diese besondere Übung eignet sich auch als ein ausgezeichneter Einstieg in eine erlebnisreiche und eindrucksvolle Nachtwanderung.

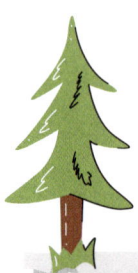

Erfahrungsbericht Sitzplatz

Interview mit Giuliano, 12 Jahre

War es schwer für dich, so lange still zu sein und da einfach zu sitzen?

Nein. Ich dachte erst, das klingt alles voll langweilig, aber ganz schnell, wenn sich alles beruhigt, dann sieht man da richtig viel!

Gab es denn für dich Veränderungen vom Start bis zum Ende vom Sitzplatz?

Ja. Also am Anfang, als ich da hingegangen bin, war ich ein bisschen laut, das mit dem Schleichen ist nicht meine Stärke. Aber als ich da eine Weile gesessen hab, kamen irgendwie immer mehr Tiere.

Was für Tiere kamen denn?

Sehr viele kleine Vögel. Die wurden immer lauter und manchmal landeten die auch direkt neben mir.

Haben die dich nicht bemerkt?

Ich glaube schon, dass die mich bemerkt haben, aber irgendwie haben sie mich einfach ignoriert. Die haben dann einfach gemacht, was sie sonst auch machen. Nur einmal gab es Chaos, da flog ein Greifvogel über das Feld.

Was konntest du denn noch beobachten?

Einmal kam ein Reh und das lief ganz entspannt sehr dicht an mir vorbei auf das Feld und hat da in Ruhe gefressen. Das war cool. Wie in einem Tierfilm, ich konnte das genau beobachten. Und beim Sitzplatz, am Abend als es dunkel wurde, hab ich eine Eule gesehen, die auf dem Feld gejagt hat.

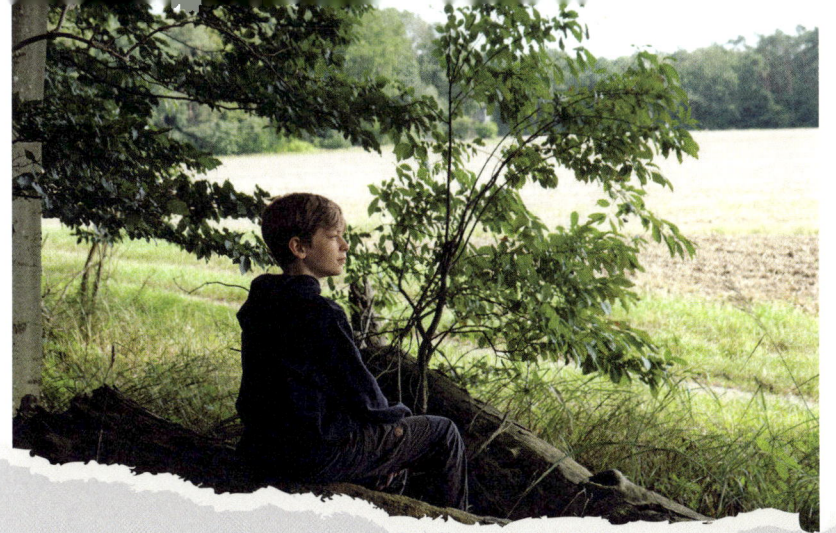

Und wie sah die Eule aus?
Dunkel... und etwas braun. Unten war sie heller. Das war eine schöne Begegnung.

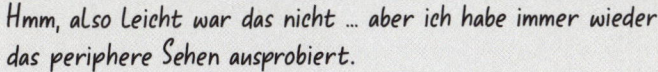

Hast du denn die Sinnesübungen gemacht? Und wie war das für dich?
Hmm, also leicht war das nicht ... aber ich habe immer wieder das periphere Sehen ausprobiert.

Konntest du einen Unterschied feststellen – mit und ohne peripherem Sehen?
Ja, ich hab besonders Bewegungen viel schneller wahrgenommen! Ich übe jetzt auch öfter, so zu schauen.

Hilft dir die Sehübung auch woanders?
Ja beim Fußball – da sehe ich jetzt besser, wo alle anderen Spieler sind.

Würdest du die Sitzplatzübung gerne noch einmal machen?
Ja, auf jeden Fall. Macht schon viel Spaß und ich finde es auch sehr entspannend.

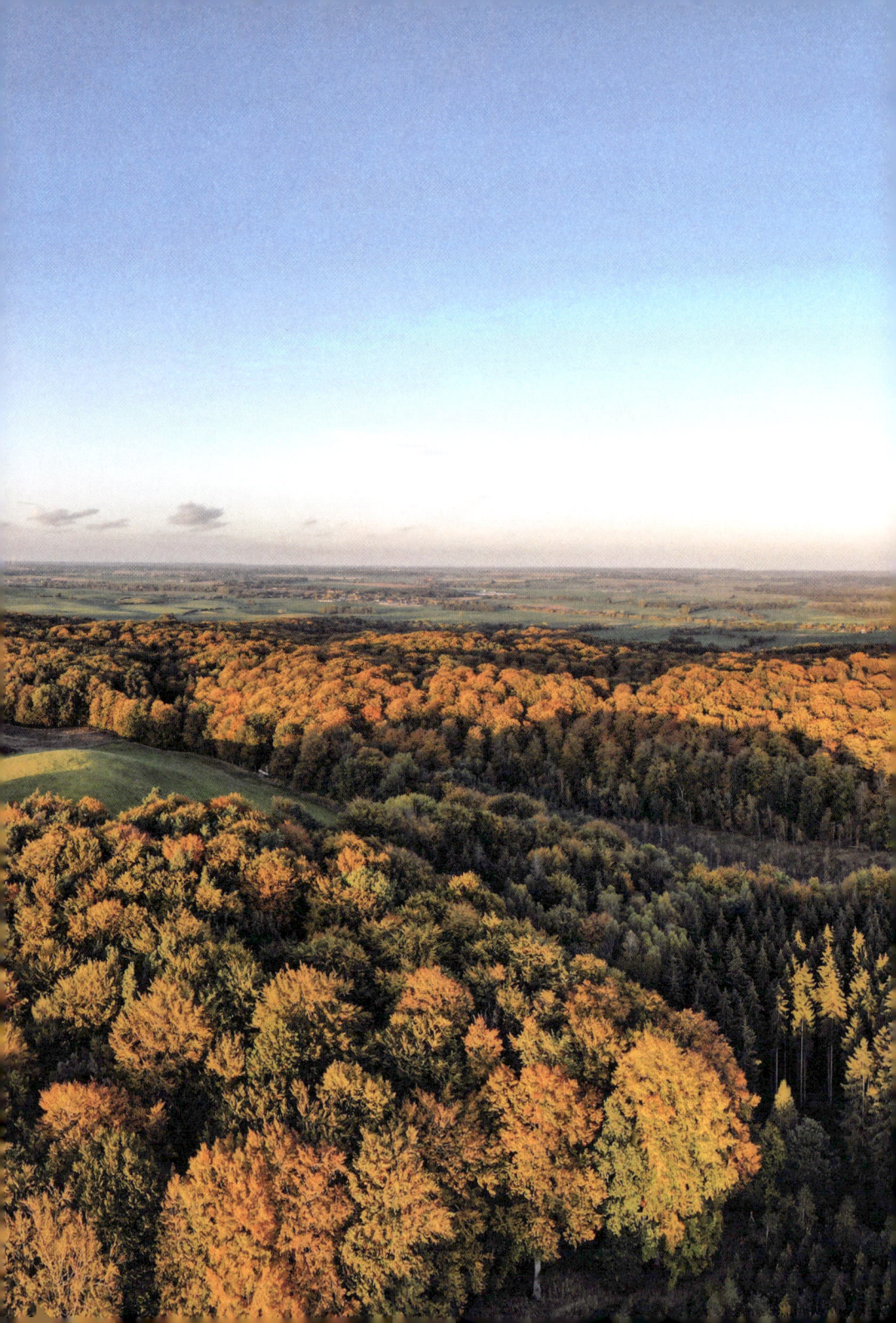

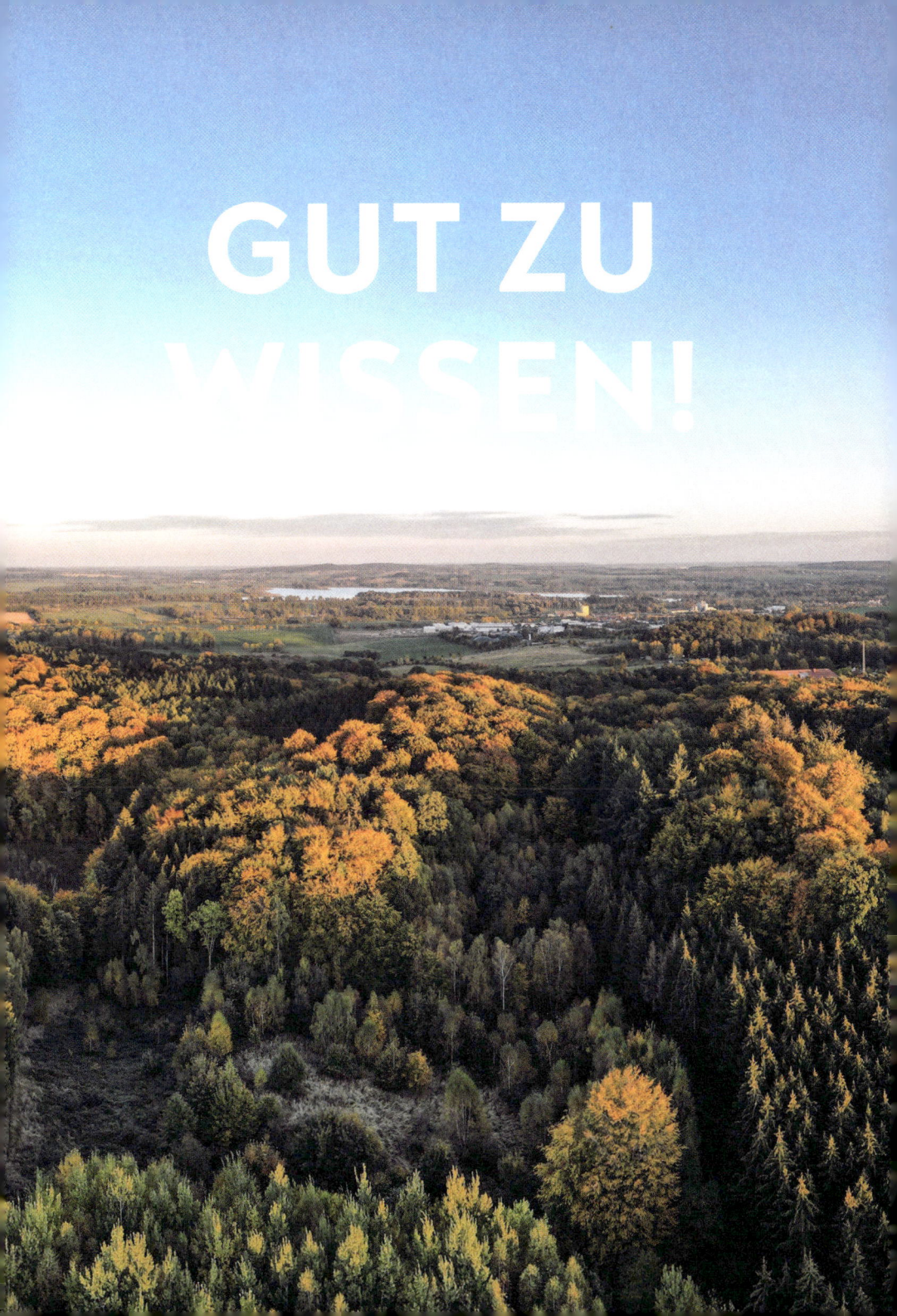

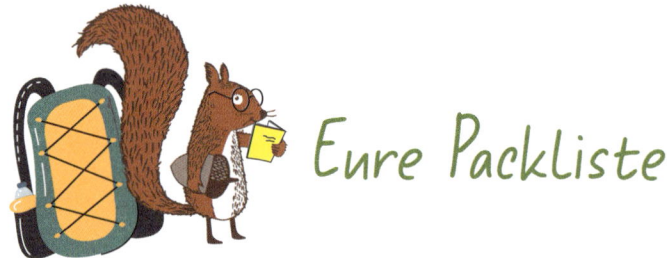

Eure Packliste

Grundsätzlich sollte die Packliste immer sowohl dem Ausflugsziel, der geplanten Dauer des Abenteuers, dem Wetter als auch euren individuellen Bedürfnissen angepasst werden. Mit folgenden Dingen seid ihr für einen Tagesausflug in der Natur gut gerüstet:

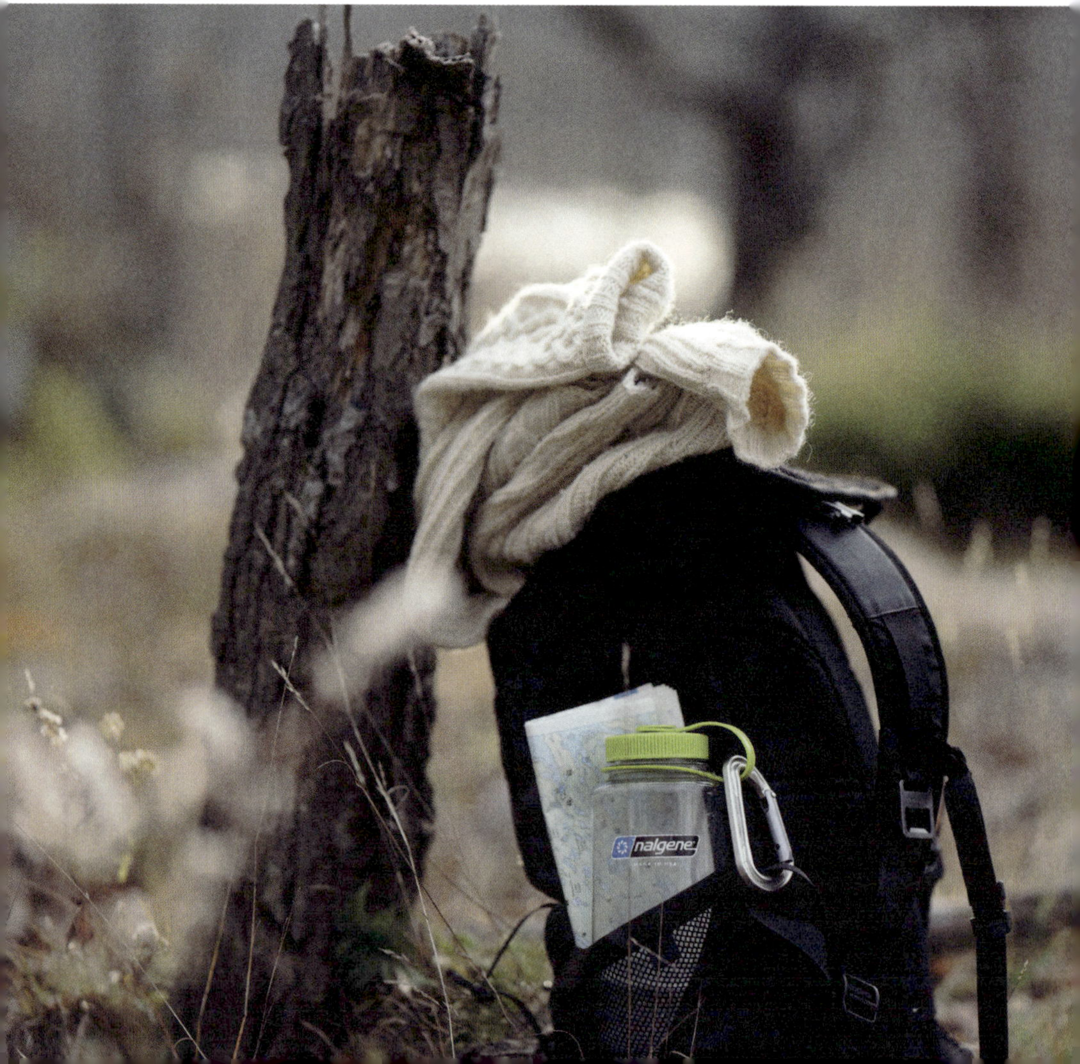

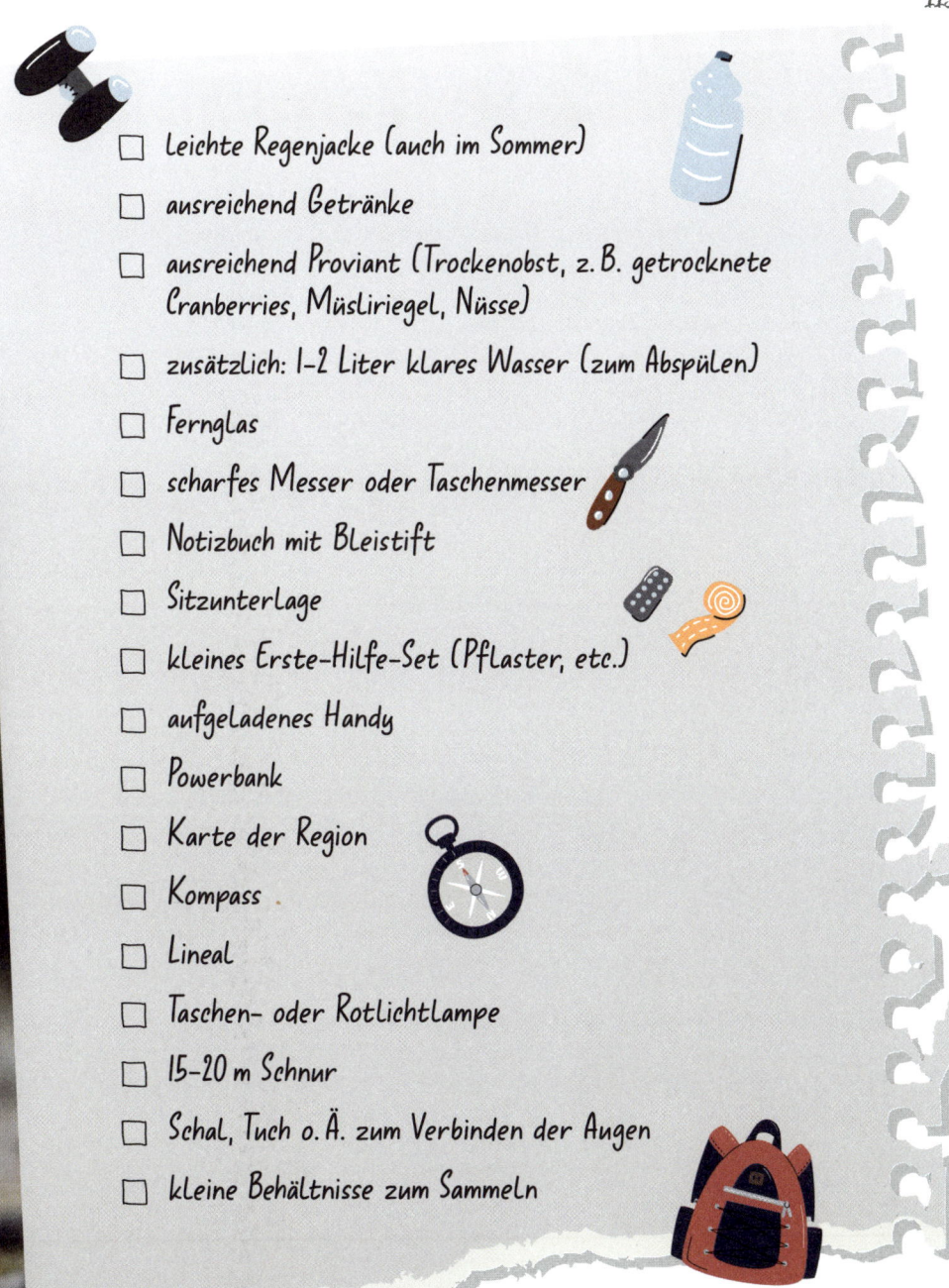

- ☐ Leichte Regenjacke (auch im Sommer)
- ☐ ausreichend Getränke
- ☐ ausreichend Proviant (Trockenobst, z.B. getrocknete Cranberries, Müsliriegel, Nüsse)
- ☐ zusätzlich: 1-2 Liter klares Wasser (zum Abspülen)
- ☐ Fernglas
- ☐ scharfes Messer oder Taschenmesser
- ☐ Notizbuch mit Bleistift
- ☐ Sitzunterlage
- ☐ kleines Erste-Hilfe-Set (Pflaster, etc.)
- ☐ aufgeladenes Handy
- ☐ Powerbank
- ☐ Karte der Region
- ☐ Kompass
- ☐ Lineal
- ☐ Taschen- oder Rotlichtlampe
- ☐ 15-20 m Schnur
- ☐ Schal, Tuch o. Ä. zum Verbinden der Augen
- ☐ kleine Behältnisse zum Sammeln

Gefahren im Wald

Unsere Wälder sind Orte, in denen ihr euch grundsätzlich wohl- und sicher fühlen könnt. Aber wie überall, so gibt es natürlich auch hier einige Gefahrenquellen. Diese könnt ihr in den allermeisten Fällen aber leicht meiden:

Gestapelte Holzstämme
Im Wald sieht man häufig gefällte Bäume, die am Wegesrand aufgestapelt sind. Diese Holzpolter sind nicht gesichert und sollten daher nicht erklettert werden, da die schweren Stämme ins Rollen geraten könnten.

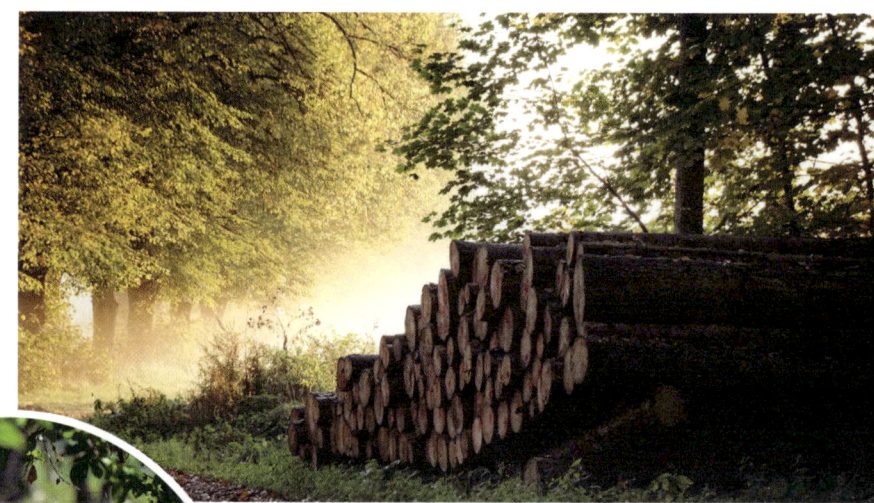

Drückjagden
Mehrmals im Jahr finden in ganz Deutschland Drückjagden statt. Diese Jagden werden in der Regel vorher angekündigt, das Areal wird weitläufig abgesperrt und ausgeschildert. Solltet ihr versehentlich in die Nähe einer Drückjagd geraten, achtet darauf, dass ihr hinter der Absperrung und auf den Wegen bleibt, und verlasst das Gebiet auf dem schnellsten Weg.

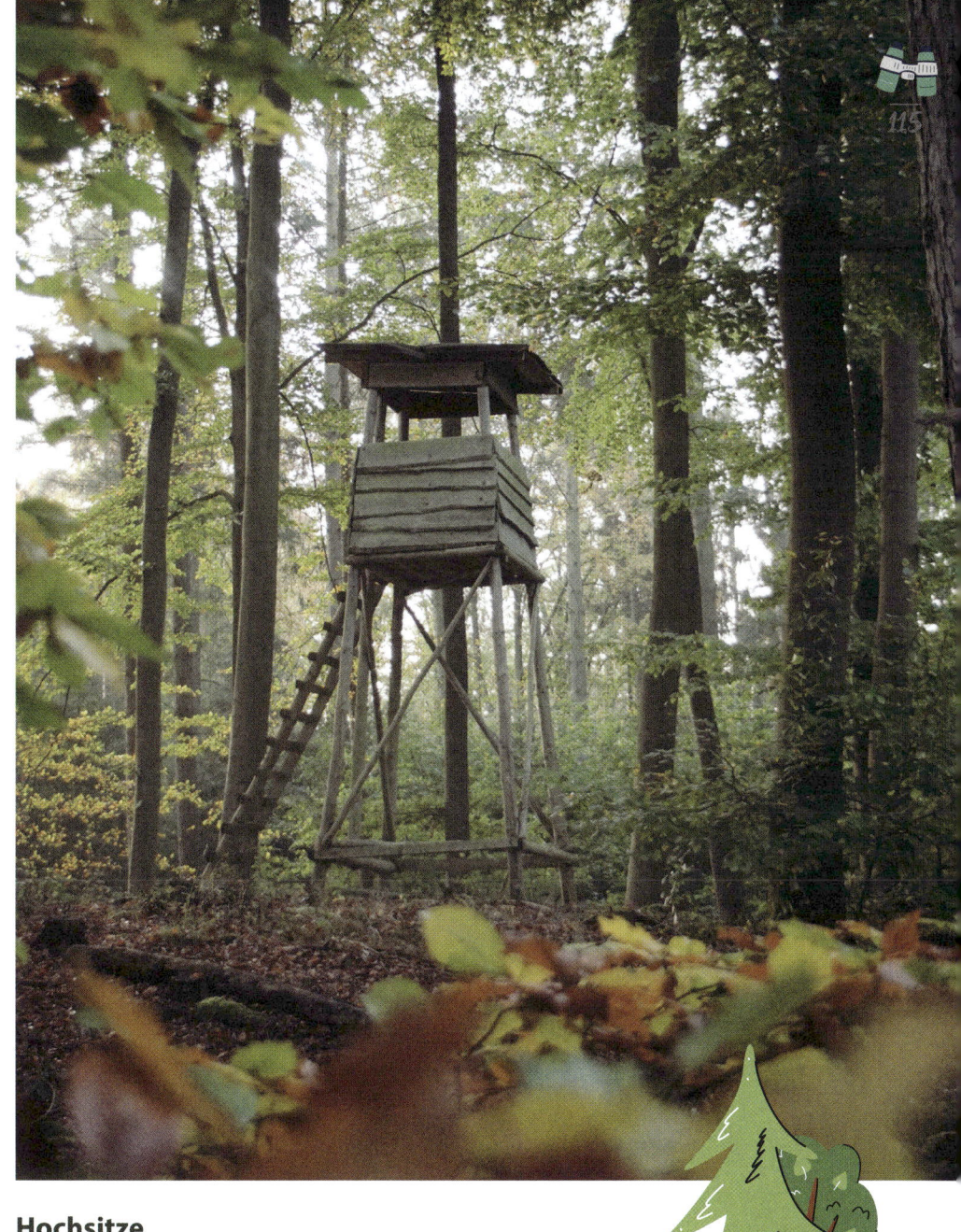

Hochsitze
Hochsitze werden zu Jagdzwecken genutzt. Seid ihr in der Dämmerung abseits der Wege unterwegs, versucht daher Hochsitze möglichst zu umgehen. Denn es ist nicht erlaubt, auf Hochsitze zu klettern!

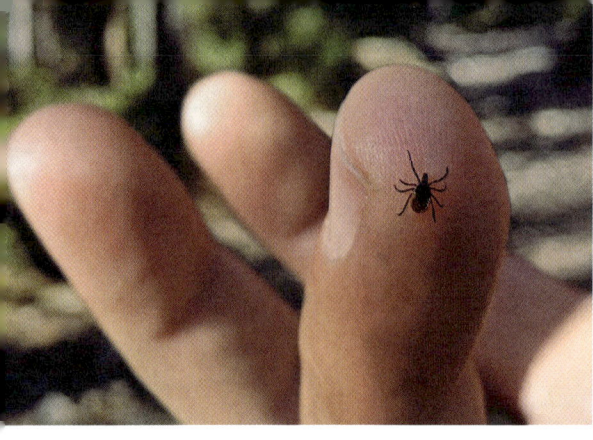

Zecken

Zecken gibt es überall in der Natur, vor allem auf Wiesen und im hohen Gras. Sie sind sehr klein (2,5–4,5 mm) und können mit ihrem Biss Krankheiten übertragen (Frühsommer-Meningoenzephalitis (FSME), Borreliose). Ein Anti-Zeckenmittel bzw. Mückenspray und lange, eng anliegende Kleidung und hohe Socken halten Zecken ab. Sucht euren Körper nach einem Aufenthalt im Wald am besten gründlich ab. Je früher ihr die Zecke entdeckt, desto geringer ist das Risiko einer Infektion.

Tiere

In deutschen Wäldern gibt es keine Tiere, die gezielt Menschen angreifen. Dennoch können einige Tiere gefährlich werden, auch wenn sie Menschen im Normalfall lieber aus dem Weg gehen. Wildschweine können aggressiv werden, wenn sie ihren Nachwuchs bedroht sehen. Weicht deshalb Wildschweinen mit Frischlingen weiträumig aus, um die Tiere nicht zu beunruhigen.

Achtung: Wenn Wespen oder Bienen in der Nähe sind, solltet ihr hastige Bewegungen meiden. Besonders Allergiker sollten auf lautes Summen achten, das auf ein nahe gelegenes Nest hinweisen könnte, und davon Abstand halten. Auch den Waldboden solltet ihr im Blick behalten: Erdwespen bauen dort ihre Nester, die leicht zu übersehen sind.

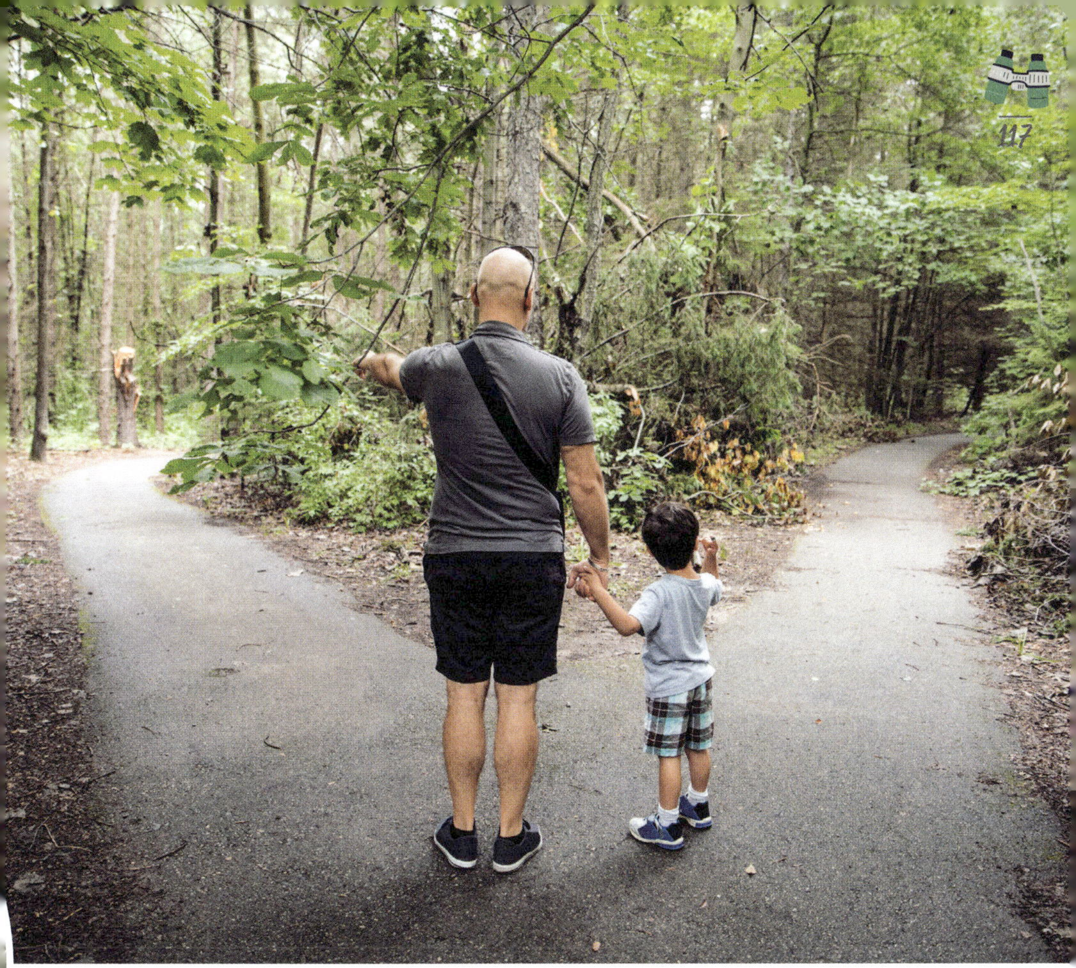

Selbstüberschätzung

Überschätzen sich die Erwachsenen und muten sich selbst und anderen zu viel zu, stellt das die größte Gefahr für Kinder dar. Denkt deshalb immer an die Fähigkeiten derer, die mit euch wandern, und habt immer ein Auge auf die Schwächsten der Gruppe. Ein kurzes Abenteuer, das gelingt, ist immer besser als ein langes, das alle überfordert.

Totholz an Bäumen

Herabfallende Äste und umstürzende Bäume sind eine Gefahr, besonders nach Stürmen und in langen Trockenphasen. Schaut daher immer auch mal nach oben in die Baumkronen nach ab- oder angebrochenen Ästen. An stürmischen Tagen solltet ihr keinen Ausflug in den Wald unternehmen.

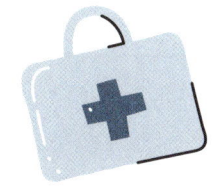

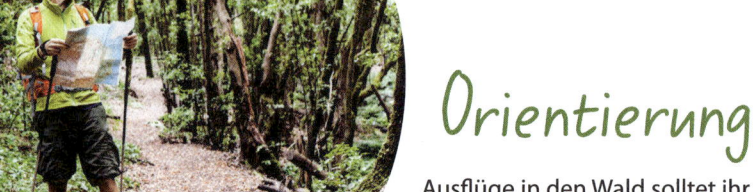

Orientierung

Ausflüge in den Wald solltet ihr zeitlich immer so planen, dass die Route nicht zu lang ist und sowohl für Pausen als auch für den Rückweg ausreichend Zeit bleibt. Dabei solltet ihr die Wetterbedingungen und auch die Fähigkeiten aller Beteiligten immer im Blick haben. Grundsätzlich empfiehlt es sich (vor allem, wenn ihr noch unerfahren seid), zunächst auf den Wald- und Wanderwegen zu bleiben oder euch nicht allzu weit davon zu entfernen. Gebiete abseits der Wege dürfen natürlich auch erkundet werden, dies solltet ihr aber am besten schrittweise und achtsam tun.

Wichtig ist, dass ihr euch unterwegs markante Punkte in der Umgebung merkt (s. auch Übung S. 90). Von diesen Wegmarken aus könnt ihr euren Radius dann immer weiter vergrößern. Es gibt verschiedene Methoden, eine Tour zu planen und sich unterwegs zurechtzufinden – ob ihr zur Orientierung klassische Wanderkarten, einen Kompass oder Apps auf dem Handy nutzt, entscheidet ihr nach euren Vorlieben und Fähigkeiten.

Zu jedem Ausflug in ein unbekanntes Gebiet gehört eine Karte der Gegend. Schaut euch die gewählte Route auf der Karte genau an und verschafft euch schon vorab einen Überblick. Es gibt verschiedene Arten, mithilfe einer Karte zu navigieren. Die einfachste Methode ist, die Karte in Laufrichtung zu drehen und den Wegen zu folgen. Abseits der Wege hilft euch ein Kompass, um die richtige Richtung zu finden. Der Kompass ermöglicht es euch, auch durch unübersichtliches Gelände eine direkte Strecke zu gehen. Es gibt verschiedene Kompassarten, auch als App auf dem Handy, die im Grunde aber alle dasselbe tun: Sie zeigen an, wo Norden ist. Auch wenn das Grundprinzip relativ einfach erklärt ist, wird oft unterschätzt, welche Möglichkeiten ein Kompass bietet und wie wichtig es sein kann, die Himmelsrichtung bestimmen zu können.

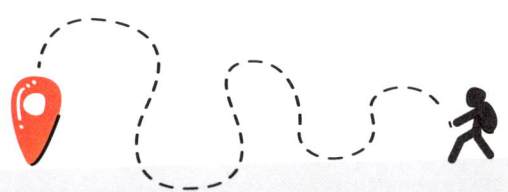

Navigation mit Karte und Kompass

Um mit Karte und Kompass zu navigieren, ist es wichtig, die Karte als Erstes »einzunorden«. Das bedeutet, die Karte wird so gedreht, dass ihre Oberseite direkt nach Norden zeigt:

1. Dazu legt ihr die Kante des Kompasses exakt auf einen der eingezeichneten Längengrade auf der Karte und dreht diese, bis die Kompassnadel nach Norden zeigt.

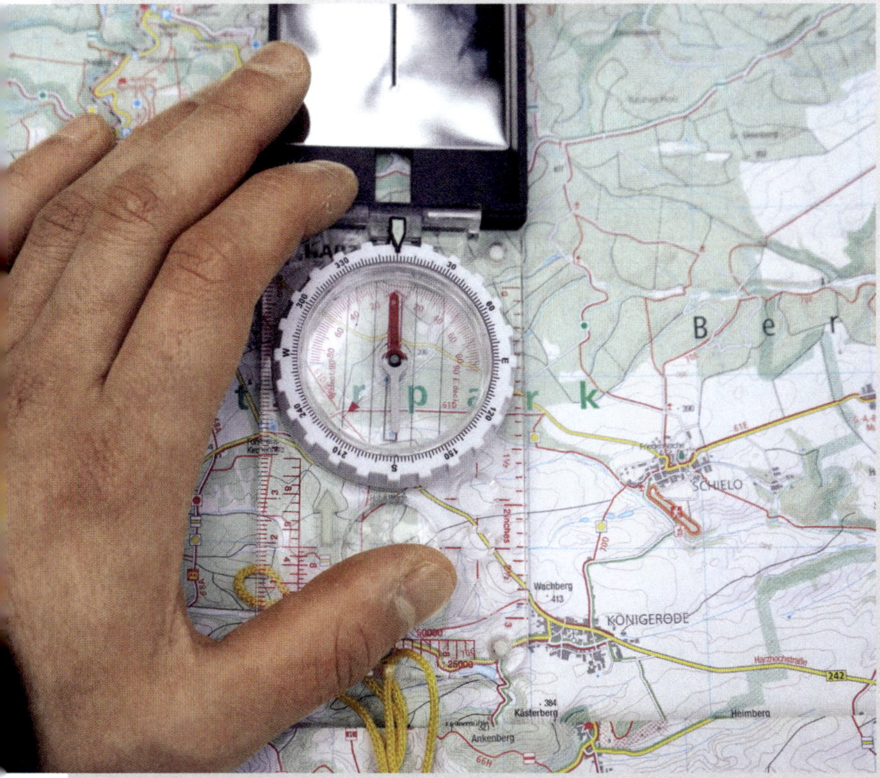

2. Sucht nun auf der Karte euer Ziel und verbindet es mit einem Lineal mit eurem Standort.

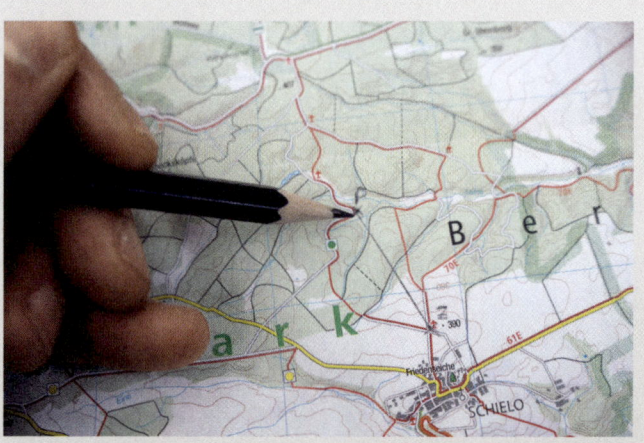

3. Wenn die Linie vom Standort nun beispielsweise in südwestliche Richtung führt, haltet ihr den Kompass weiterhin so, dass die Nadel nach Norden zeigt, und geht in südwestliche Richtung.

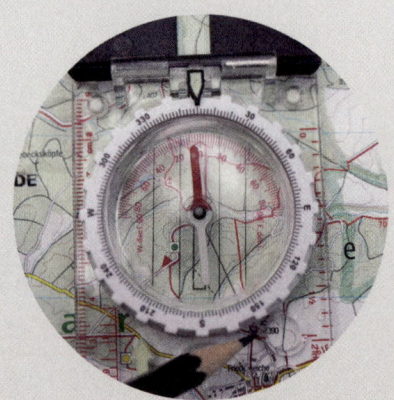

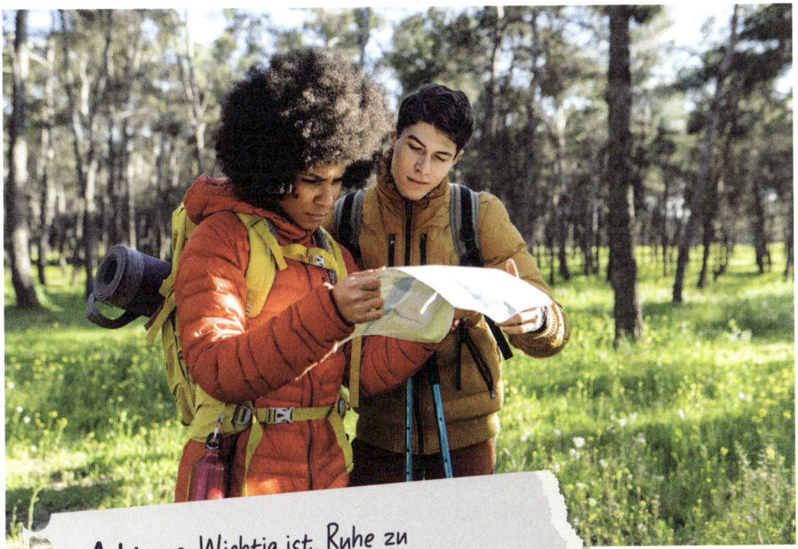

Achtung: Wichtig ist, Ruhe zu bewahren und mit dem Sternengang direkt zu beginnen, sobald ihr das Gefühl habt, die Orientierung verloren zu haben. Die meisten Menschen verlaufen sich, weil sie sich zu spät eingestehen, dass sie nicht mehr wissen, wo sie sich gerade befinden.

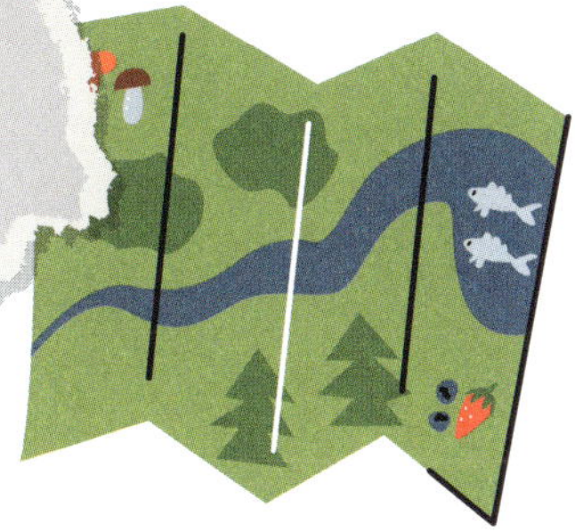

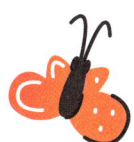

Natürlich kann es trotz aller Vorbereitung passieren, dass ihr die Orientierung verliert oder eure Wegmarken nicht mehr findet. In diesem Fall solltet ihr vor allem Ruhe bewahren. Die Waldgebiete in Deutschland sind von einem dichten Netz an Waldwegen durchzogen, auf denen ihr zurück in die Zivilisation kommt.

Wenn ihr euch abseits der Wege verlaufen habt und euch in dieser Situation weder eine Wanderkarte noch ein funktionierendes mobiles Gerät zur Verfügung steht, dann kann der Sternengang aus der Situation helfen. Er ist eine zwar aufwendige, aber bewährte Maßnahme, die Orientierung wiederzuerlangen.

Orientierung im Notfall:

Der Sternengang
An einem markanten Baum lehnt ihr große Äste und Zweige pyramidenartig an, sodass sie noch aus einiger Entfernung gut zu sehen sind. Dann geht ihr von dieser Stelle aus ungefähr 200 Schritte in eine Richtung, bis ihr auf einen Weg trefft oder an eine Stelle kommt, die ihr kennt. Solltet ihr innerhalb dieser Wegstrecke keine solche Stelle finden, geht ihr zurück zum markierten Baum und lauft 200 Schritte in die genau entgegengesetzte Richtung. Solltet ihr auch da kein Glück haben, wählt den 90-Grad-Winkel vom Ausgangspunkt nach links, dann nach rechts und schließlich noch den 45-Grad-Winkel in weitere vier Richtungen, bis ihr sternenförmig 200 Schritte in insgesamt acht Richtungen gelaufen seid. Sind diese acht Versuche nicht von Erfolg gekrönt, geht ihr als Nächstes 400 Schritte in die Richtung, von der ihr glaubt, dass sie die richtige ist.

Dort sucht ihr euch einen neuen Baum, markiert ihn wie beim ersten Mal mit großen Stöcken und Ästen und wiederholt den Ablauf so lange, bis ihr euch auf einem Weg befindet, auf dem ihr dann zurückgehen könnt.

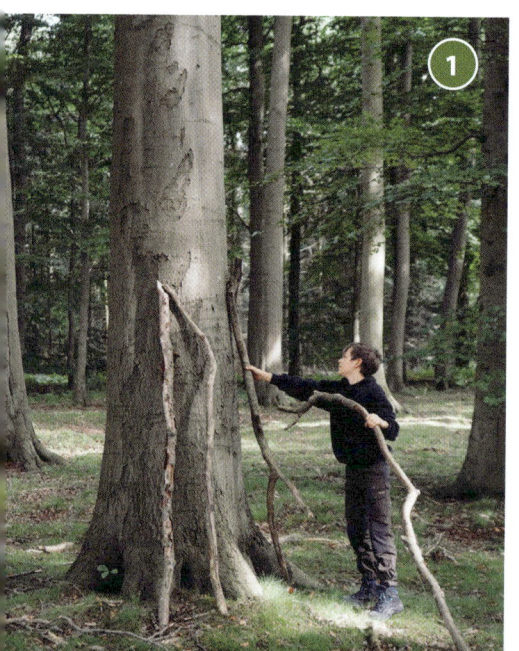
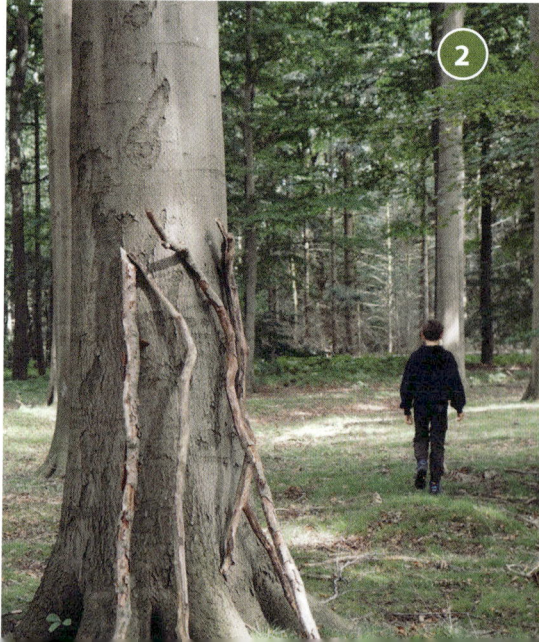

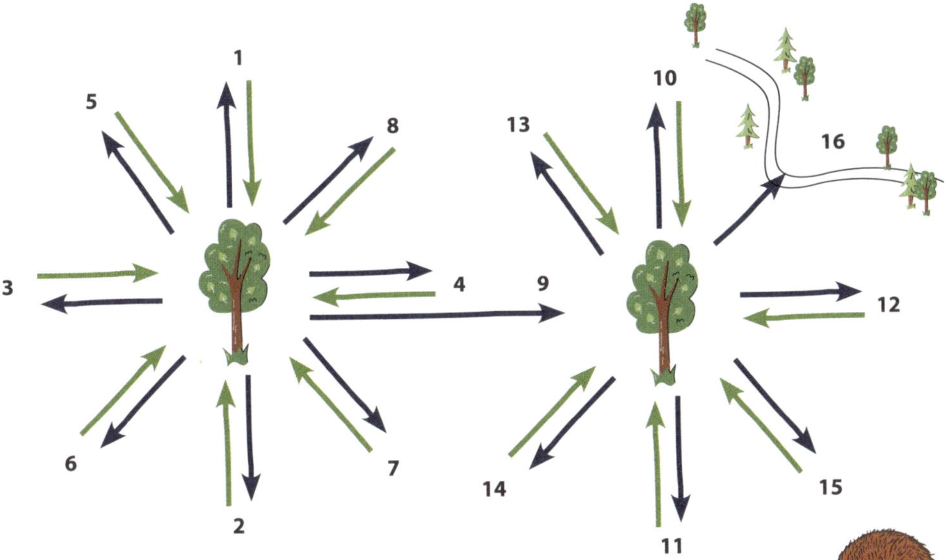

Wichtig: Beim Sternengang geht es nicht darum, den ursprünglichen Weg zu finden, sondern irgendeinen Weg, der euch zurück in die Zivilisation führt.

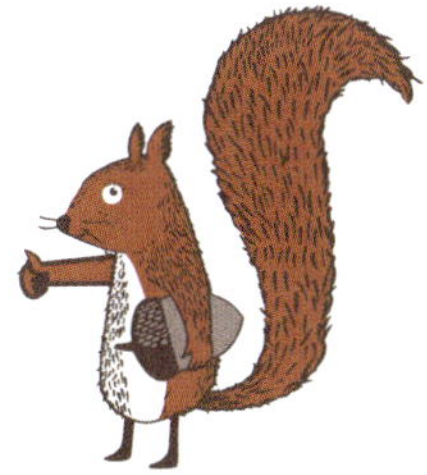

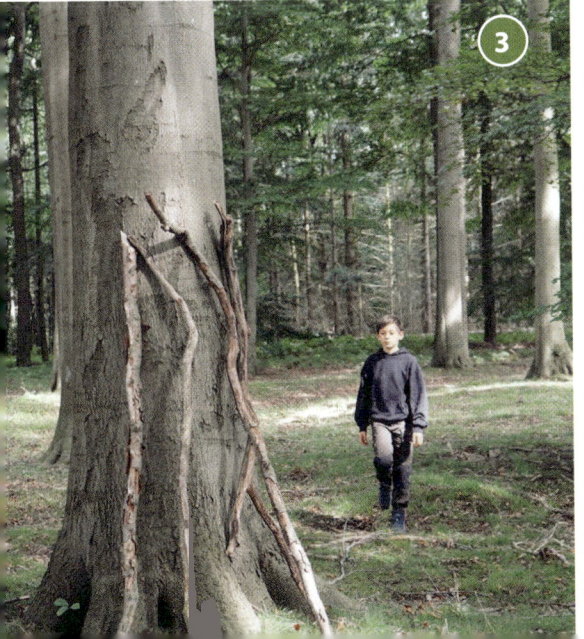

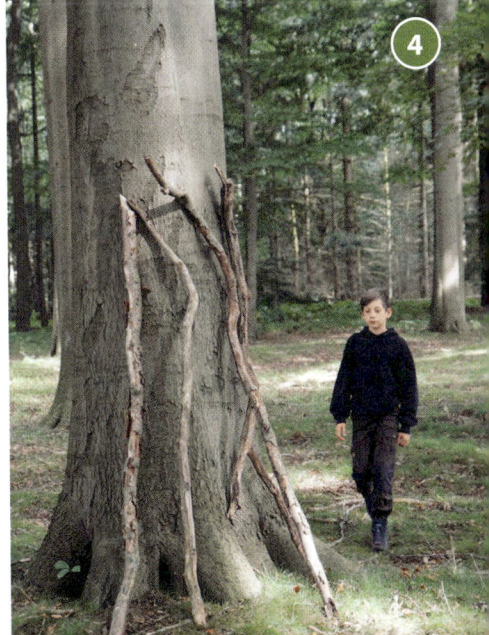

Spannende Ausflugsziele

Der nächste Wald ist ganz in eurer Nähe und bietet eine Vielzahl an großartigen grünen Erlebnissen! Schaut doch mal, was ihr in eurer Umgebung alles entdecken könnt:

Natur erleben

- ▶ **Vielfältige Landschaften:** Biosphärenreservate, Naturparks und -schutzgebiete, Moore und Feuchtgebiete, Waldweiden, Seen und Flüsse
- ▶ **Entspannen im Grünen:** Waldbaden und -meditation, Wald-Yoga
- ▶ **Nächtliches Funkeln:** Lichtschutzgebiete und Sternenparks, geführte Nachtwanderungen und Sternenbeobachtung

Aktiv sein

- ▶ **Hoch hinaus:** Baumkronenpfad, Kletterwald, Hochseilgarten
- ▶ **Neue Wege gehen:** Walderlebnispfade, Naturlehrpfade, Wanderwege, Barfußpfade, Sportparcours und Trimm-dich-Pfade
- ▶ **Abenteuer pur:** Wildnis- und Survivalkurse, Kajak- und SUP-Touren

Tiere entdecken

- ▶ **Tiere naturnah erleben:** Wildparks und -gehege, Tiergarten, Naturreservate
- ▶ **Auf Tuchfühlung:** Tiererlebnispfade, z. B. Fledermauspfad, Alpaka-Wanderungen
- ▶ **Tier- und Artenschutz in MV:** Vogelpark (Marlow), Waldimkerei (Bremerhagen), Wisentreservat (Damerow)

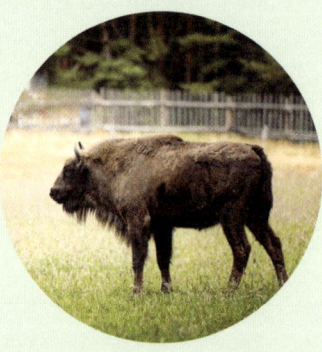

Mehr erfahren

▶ **Waldwissen hautnah:** Arboretum und Baumgärten, Walderlebnis- und Informationszentren, Wald- und Forstmuseen, Freilichtmuseen, Waldklassenzimmer, Stollen und Salinen

▶ **Waldpädagogische Aktivitäten:** Geführte Touren und Wanderungen, Vogelbeobachtung, Moor-Begehungen, Infostunden zu euren persönlichen Lieblingsthemen: Pilze, Kräuter, Insekten u.v.m.

▶ **Zum Staunen:** Naturmonumente, Baumdenkmäler, Rekordhalter

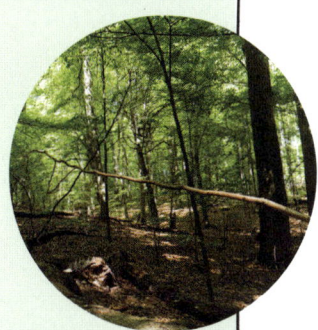

Die Heiligen Hallen sind Deutschlands ältester Buchenwald

Im Wald findet ihr nicht nur Blätter und Tiere, sondern auch eure eigenen Geschichten.
– Landesforst MV –

Wenn ihr so richtig auf den Geschmack der Waldabenteuer gekommen seid, findet ihr in regionalen Gruppen und Vereinen sicher Gleichgesinnte. Dort könnt ihr euer Wissen vertiefen und gemeinsam viel Neues direkt vor eurer Haustüre entdecken!

Viele dieser Anlaufstellen haben sehr gut aufbereitete Informationsmaterialien zu spannenden Waldthemen und bieten zahlreiche Kurse, Exkursionen oder Aus- und Weiterbildungen rund um den Wald an:

▶ **Regionale Forstämter, Landesbetriebe Forst und Nationalparks**
▶ **Deutsche Waldjugend**
▶ **Schutzgemeinschaft Deutscher Wald**
▶ **NaturFreunde Deutschlands**
▶ **Wildnisschulen**
▶ **Pfadfinderverbände**
▶ **Waldscouts und Junior Ranger**
▶ **Deutscher Jagdverband**
▶ **Ferienfreizeiten**

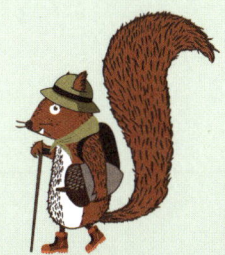

Landesforst Mecklenburg-Vorpommern

Die Landesforstanstalt Mecklenburg-Vorpommern

Es gibt viele Gründe, unsere Wälder zu lieben. Und noch mehr, sie zu bewahren: Sie schützen unser Klima, stärken die heimische Wirtschaft und bereichern mit ihrer Flora und Fauna unser aller Leben – ob wir ihr Holz nutzen, uns Wild und Honig schmecken lassen oder in ihnen abseits des Alltags tief durchatmen. Mecklenburg-Vorpommerns Wälder sind uns ans Herz gewachsen. Deshalb machen wir uns seit vielen Jahren voll Freude für sie stark. Damit sie erhalten bleiben, sich weiter entfalten und wir ihren natürlichen Reichtum generationsübergreifend genießen können – ob als Familien oder Schulklassen, Jäger oder Waldbesitzerinnen, als Fans des Sports oder der Stille, ob von hier oder von fern.

Die Landesinitiative »Unser Wald in Mecklenburg-Vorpommern«

Eine intakte Natur, die uns Menschen in vielerlei Hinsicht zuträglich ist, gesundheitlichen und wirtschaftlichen Mehrwert bietet, können wir nur genießen, wenn auch wir für die Gesunderhaltung und eine nachhaltige wirtschaftliche Nutzung eintreten. Die Wälder der Zukunft werden so aussehen, wie wir sie heute pflegen!

In diesem Sinne hat die Landesregierung Mecklenburg-Vorpommern im Kontext von bundesweiten Maßnahmen zur Beseitigung der klimabedingten Waldschäden und zur Anpassung der Wälder an den Klimawandel 2020 das auf eine Dekade angelegte Förderprogramm »Unser Wald in Mecklenburg-Vorpommern« beschlossen. In dessen Rahmen ist das vorliegende Buch erschienen.
www.wald-mv.de

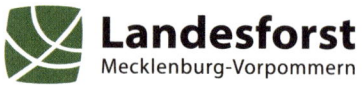

Martino Abis

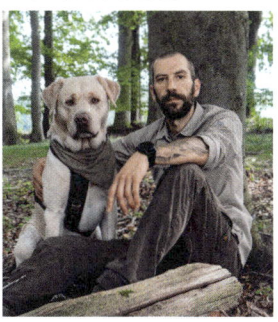

Martino ist Wildnispädagoge und Survivaltrainer. Er unterrichtet seit über zehn Jahren Jugendgruppen in der Natur im Hamburger Süden, gibt Waldführungen für die Schutzgemeinschaft Deutscher Wald (SDW) und begleitet Scoutcamps in den Nationalpark Niedersächsisches Wattenmeer. Seit seiner Kindheit ist Martino fasziniert von Tieren und ihren Fähigkeiten. Die Tatsache, dass viele Tierarten perfekt in ihr natürliches Umfeld passen, dieses prägen oder so heimlich sind, dass wir ihre Anwesenheit nur erahnen können, versetzt ihn immer wieder ins Staunen. Bei der Suche, wie er diese Fähigkeiten für sich nutzen kann, kam er über das »Coyote Teaching« zur Wildnispädagogik.

Maurice Ressel

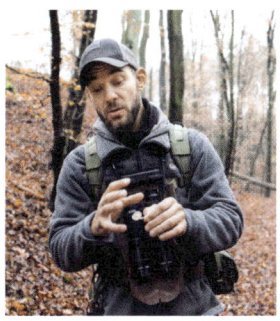

Als Kriegs- und Krisenfotograf hat Maurice mehr als 20 Länder bereist. Während eines längeren Aufenthalts im Amazonasgebiet in seiner Funktion als Journalist konnte er enge Beziehungen zu den Einheimischen aufbauen und wertvolles indigenes Expertenwissen nach Europa bringen. Dort erlernte er aus erster Hand Überlebenskünste und das Waldhandwerk, auch bekannt als Bushcraft. Des Weiteren erhielt er die Gelegenheit, das gemeinschaftliche Leben der Ureinwohner zu erleben und ihre Pädagogik zu studieren. Inzwischen ist Maurice selbst ein ausgebildeter Wildnispädagoge, Jagdlehrer und Gründer der Jagd- & Wildnisschule Lupus. Als Wildnis-Guide in Deutschland und Skandinavien kann er mittlerweile auf eine 15-jährige Erfahrung zurückblicken.
www.wildnisschule-lupus.de

Leben heißt draußen sein!
– Wildnisschule Lupus –

Bildnachweis

Fotos Übungen
Martino Abis (S. 12 oben links, 19–21, 24, 25 oben, 31 oben, 32–33, 42 unten, 43 oben und Mitte, 45 oben und unten rechts, 54–55, 68, 70–71, 76–77, 84, 100–101, 109, 119–120, 122–123)
Babett Fugmann (S. 31 unten, 61 oben, 69 unten links, 88–89, 98–99, 106)
Damaris Kulla (S. 22, 30, 47 unten, 52–53, U4 oben)

Weitere Fotos Innenteil
Landesforst MV: Anne Zimdars (S. 11, 16 rechts, 17 Fuchswelpen und Reh, 38 Fuchswelpe, 103–104, S. 105 Hase); **Daniel Schuh** (S. 6, 8, 36–37 unten, 40 oben, 41, 46, 48 unten, 49 links, 62, 63 oben und unten links, 75 unten, 110–111, 114 oben, 115, 124 unten)

Thomas Rötting: S. 37 oben beide, 124 oben
Gundula Stamm: S. 25 kleine Schnitzereien
AdobeStock: JGade (S. 23 oben), helmut schmidt (S. 125)
iStock: 49pauly (S. 18 Mitte), Adrian Eugen Ciobaniuc (S. 81), AGD Beukhof (S. 28), Alexandr Kakovlev (S. 40 links), Andreas Häuslbetz (S. 116 oben), Andyworks (S. 17 Mitte, 27 unten rechts, 64 Mitte, 107), anela (S. 40 Mitte), Animaflora (S. 13 unten rechts, 39), Anneliese Gruenwald-Maerkl (S. 86), Berk Ucak (S. 58 Eichhörnchen), blyjak (S. 118), Christian Ader (S. 78 unten Mitte), Cloudtail_the_Snow_Leopard (S. 50), CreativeNature_nl (S. 47 oben), Diana Radicchi (S. 95 unten), DieterMeyrl (S. 74 rechts), Dmitry Potashkin (S. 18 rechts), Dutchy (S. 79 oben), Edgar G. Biehle (S. 26 unten), Ekaterina79 (S. 69 unten), Elena Goosen (S. 26 oben), elsen029 (S. 78 unten rechts), emranashraf (S. 27 oben), Eva-Katalin (S. 74 rechts), EvgeniiAnd (S. 61 Mitte), Frank Fichtmüller (S. 64 unten, 65 oben), Frank Wortmann (S. 95 oben), FredFroese (S. 105 unten), Gannet77 (S. 85 unten links), gehringj (S. 16 links), GoodLifeStudio (S. 59), Halfpoint (S. 12 unten), heckepics (S. 65 unten), iiievgeniy (S. 90–91, 94), Imgorthand (S. 9, 34–35, 78 oben), Inahwen (S. 43 unten), Ines Riegler (S. 13 unten links), Jmrocek (S. 27 unten links), Jordan Feeg (S. 60 unten), Jose carlos Cerdeno (S. 121), Juan Carlos Juarez Jaramillo (S. 25 unten), Karl Ander Adami (S. 12 oben rechts), Kativ (S. 40 rechts), Kseniya Ivashkevich (S. 92–93), lantapix (S. 116 unten), lillitve (S. 14–15), luckat (S. 13 oben), Matauw (S. 49 rechts), Matt-Gibson (S. 66), michellegibson (S. 117), Minakryn Ruslan (S. 79 unten), Moorefam (S. 63 Mitte), Nataliia_Melnychuk (S. 114 unten), Nickbeer (S. 25 Drache), Oleg Minitskiy (S. 75 oben), pchoui (S. 96), PenelopeB (S. 18 links), Peter Clayton Photography (S. 64 oben), portokalis (S. 58 unten), Pusteflower9024 (S. 61 unten), Robert Moore (S. 60 oben), Robert Winkler (S. 85 unten rechts), RyersonClark (S. 78 unten links), sasha_shukin (S. 45 unten links und Mitte), SerrNovik (S. 23 oben), Sjo (S. 56–57), SolStock (S. 10), stanley54 (S. 38 unten), Steve Midgley (S. 105 oben rechts), teddiviscious (S. 63 unten rechts), Valentin Petkov (S. 69 unten rechts), VladTeodor (S. 42 oben), Wallieguy (S. 72–73), webmink (S. 85 oben rechts), whitemay (S. 44), Wirestock (S. 48 oben, 112)

Illustrationen
Spuren Innenseite Umschlag: Gerd Ohnesorge aus: Ohnesorge/Scheiba, Tierspuren & Fährten, Bassermann 2012
Eichhörnchen Edda: Gunnar Schlee, Lachs von Achtern
AdobeStock: lubashka (Jahreszeitensymbole), Kristina (Hinweisschilder Übungen und Aktivtipps), sveta (Notizzettel mit Abrisskante)
iStock: PeterHermesFurian (Spuren S. 80–83), Diana Vasileva (alle weiteren Illustrationen im Innenteil)

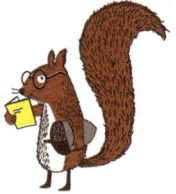

Fotos Cover
AdobeStock: Marco Attano, ondrejprosicky, Александр Марченко, Corri Seizinger, jan stopka
iStock: Imgorthand (U4, unten)
Damaris Kulla (U4, oben)